BEI GRIN MACHT SICH IHR WISSEN BEZAHLT

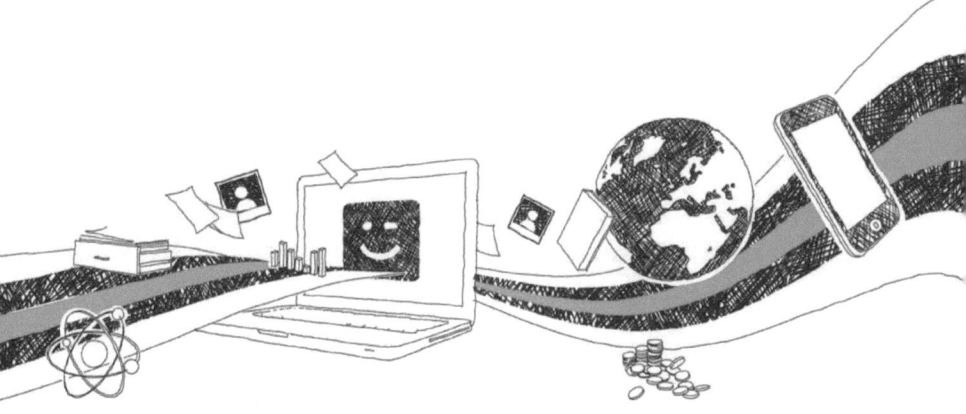

- Wir veröffentlichen Ihre Hausarbeit, Bachelor- und Masterarbeit

- Ihr eigenes eBook und Buch - weltweit in allen wichtigen Shops

- Verdienen Sie an jedem Verkauf

Jetzt bei www.GRIN.com hochladen und kostenlos publizieren

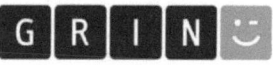

Klaus Emmerich

Prozessmanagement im Krankenhaus

Band 3

SixSigma zur Optimierung der Kostenträgerrechnung in Krankenhäusern und Rehabilitationseinrichtungen

Green Belt - Projekt und weitere Projektstudien

GRIN Verlag

Bibliografische Information der Deutschen Nationalbibliothek:

Die Deutsche Bibliothek verzeichnet diese Publikation in der Deutschen Nationalbibliografie; detaillierte bibliografische Daten sind im Internet über http://dnb.d-nb.de/ abrufbar.

Dieses Werk sowie alle darin enthaltenen einzelnen Beiträge und Abbildungen sind urheberrechtlich geschützt. Jede Verwertung, die nicht ausdrücklich vom Urheberrechtsschutz zugelassen ist, bedarf der vorherigen Zustimmung des Verlages. Das gilt insbesondere für Vervielfältigungen, Bearbeitungen, Übersetzungen, Mikroverfilmungen, Auswertungen durch Datenbanken und für die Einspeicherung und Verarbeitung in elektronische Systeme. Alle Rechte, auch die des auszugsweisen Nachdrucks, der fotomechanischen Wiedergabe (einschließlich Mikrokopie) sowie der Auswertung durch Datenbanken oder ähnliche Einrichtungen, vorbehalten.

Impressum:

Copyright © 2011 GRIN Verlag GmbH
Druck und Bindung: Books on Demand GmbH, Norderstedt Germany
ISBN: 978-3-640-96682-0

Dieses Buch bei GRIN:

http://www.grin.com/de/e-book/175556/sixsigma-zur-optimierung-der-kostentrae-gerrechnung-in-krankenhaeusern-und

GRIN - Your knowledge has value

Der GRIN Verlag publiziert seit 1998 wissenschaftliche Arbeiten von Studenten, Hochschullehrern und anderen Akademikern als eBook und gedrucktes Buch. Die Verlagswebsite www.grin.com ist die ideale Plattform zur Veröffentlichung von Hausarbeiten, Abschlussarbeiten, wissenschaftlichen Aufsätzen, Dissertationen und Fachbüchern.

Besuchen Sie uns im Internet:

http://www.grin.com/

http://www.facebook.com/grincom

http://www.twitter.com/grin_com

SixSigma zur Optimierung der Kostenträgerrechnung in Krankenhäusern und Rehabilitationseinrichtungen

Klaus Emmerich

Gliederung

Vorwort 3

1) Einführung 6
2) Erläuterung der Methode 7
3) Gesundheitspolitische Herausforderung 10
4) Besonderheiten im Gesundheitswesen 11
5) Verwendete statistische Verfahren 17
6) SixSigma-Projekte zur Kostenträgerrechnung 17
    61) Projekt 1: Datenvalidierung der INEK-Kostenträgerrechnung 17
        611) Vorstellung der Kostenträgerrechnung nach dem 17
        INEK-Kalkulationshandbuch
        612) Projektphasen 21
        613) Define 21
        614) Measure 25
        615) Analyze 34
        616) Improve 36
        617) Control 43
        618) Schlussfolgerungen 46
        619) Weitere Planungen 48
    62) Projekt 2: Aufwand für detailliertere Kostenermittlung in einem 48
    kleinen Krankenhaus der Grundversorgung
        621) Besonderheiten der Kostenträgerrechnung nach dem 48
        INEK-Kalkulationshandbuch in einem kleinen
        Krankenhaus der Grundversorgung
        622) Projektphasen 50
        623) Define 50
        624) Measure 53
        625) Analyze 57
        626) Improve 57
        627) Control 65
        628) Schlussfolgerungen 67

63) Projekt 3: Zunehmende Detaillierung einer 68
Kostenträgerrechnung einer Rehabilitationseinrichtung
    631) Vorstellung der Kostenträgerrechnung nach dem 68
    INEK-Kalkulationshandbuch
    632) Projektphasen 78
    633) Define 79
    634) Measure 80
    635) Analyze 84
    636) Improve 84
    637) Control 95
    638) Ergänzende Erkenntnisse 95
7) Fazit 99
8) Anhang 100
    81) Literaturverzeichnis 100
    82) Mitwirkung 101
    83) Abkürzungsverzeichnis 102
    84) SixSigma-Adressen im Internet 102
    85) Untersuchte Krankenhäuser 102

SixSigma zur Optimierung der Kostenträgerrechnung in Krankenhäusern und Rehabilitationseinrichtungen

Vorwort

Die Entstehung des vorliegenden Buches „SixSigma zur Optimierung der Kostenträgerrechnung in Krankenhäusern und Rehabilitationseinrichtungen" hat eine interessante und notwendige Vorgeschichte. Dazu gehört, dass sich das Unternehmensmanagement, hier das „Kommunalunternehmen "Krankenhäuser des Landkreises Amberg-Sulzbach" St. Anna Krankenhaus Sulzbach-Rosenberg" unter Leitung des Vorstands Herrn Christian Roppelt vorgenommen hatte, die Qualität der Prozesse und ihrer Ergebnisse bei gleichzeitiger Erhöhung der Wirtschaftlichkeit zu verbessern. Eine erhöhte Wirtschaftlichkeit sollte eindeutig nicht zu Lasten der Qualität erreicht werden, und eine Verbesserung der Qualität wäre aufgrund der gerade im Gesundheitswesen angespannten Finanzsituation nicht durchzuhalten gewesen. Zudem geben die Richtlinien der INEK deutliche Orientierungen hinsichtlich zulässiger Kalkulationsmethoden und Ergebnisse.

Vor diesem Hintergrund befasste sich nahezu das gesamte Managementteam der beiden Krankenhäuser mit der Entscheidung zur Auswahl einer geeignet erscheinenden Methode, diese Zielsetzung zu erreichen. Nach eingehender Auseinandersetzung mit der Six Sigma Methode, deren Leistungsvermögen und deren Voraussetzung zur Anwendung erfolgte eine Teamentscheidung für die Methode.

Der besondere Anspruch lag in der Entscheidung ein Team auszubilden, das in der Lage war, diese Methode selbst anzuwenden und eigenständig die ausgewählten Verbesserungsvorhaben methodenkonform zu organisieren und umzusetzen.

In diesem Buch werden nun drei Projekte aus dem „Bereich Rechnungswesen, Abrechnung, Controlling" vorgestellt. Für die Unternehmensberatung Six Sigma TC GmbH, die die Trainings für das Team organisiert und durchgeführt hat, war es eine Überraschung, dass gerade die Kostenträgerrechnung aus dem Finanzbereich zum ersten Prüfstein für die Anwendbarkeit der Six Sigma Methode genommen wurde. Die bisherige Erfahrung zeigte nämlich, dass selbst in Industrieunternehmen mit etablierter Six Sigma Methode an diese Prozesse eher spät oder zögerlich herangegangen wird.

Herr Klaus Emmerich hat in seinem Buch die erfolgreichen Umsetzungsgeschichten von gleich drei Projekten und die dabei gesammelten Erfahrungen dargestellt. Hierin gibt es keine Verschönerungen oder Veränderungen. Die Projektergebnisse der einzelnen Phasen und der angewendeten Wissenswerkzeuge werden genau so dargestellt, wie sie in der praktischen Arbeit entstanden sind.

Es hätte den Rahmen dieses Buchvorhabens gesprengt, um die Six Sigma Methode mit deren vielfältigen Wissenswerkzeugen komplett darzustellen, aber eine kurze Einführung und die Besonderheiten im Gesundheitswesen und einiger gesundheitspolitischer Herausforderungen sind enthalten.

SixSigma zur Optimierung der Kostenträgerrechnung in Krankenhäusern und Rehabilitationseinrichtungen

Der Fokus ist auf die Umsetzungsstory ausgerichtet und bietet Raum für viele Ergebniserläuterungen mit grafischen und statistischen Darstellungen.

Wir wünschen Herrn Emmerich und allen Beteiligten aus dem „Kommunalunternehmen "Krankenhäuser des Landkreises Amberg-Sulzbach" St. Anna Krankenhaus Sulzbach-Rosenberg" weiterhin viel Erfolg.

Peter Dannenberg und Almut Melzer
Six Sigma TC GmbH

1) Einführung

„Ist ein industrielles statistisches Verfahren zur Optimierung von Prozessabläufen im Gesundheitswesen einsetzbar? Dieser Fragestellung stellte sich das Kommunalunternehmen „Krankenhäuser des Landkreises Amberg-Sulzbach" gemeinsam mit der Six Sigma TC GmbH. Untersucht werden sollten die Patientenkalkulationen der INEK-Kostenträgerrechnung hinsichtlich möglicher Prozessveränderungen und den daraus resultierenden verbesserten Kalkulationsergebnissen. Behandlungsprozesse sollten optimiert und Kosten im Gesundheitswesen begrenzt werden." *1)

Zusätzlich wurde eine an die INEK-Kostenträgerrechnung angelehnte Prozessorientierte Kostenträgerrechnung für Geriatrische Rehabilitation neu entworfen und mit zunehmendem Genauigkeitsgrad implementiert.

Die konkreten Fragestellungen waren:

- Genauigkeitsgrade der Kostenträgerrechnung durch Verringerung von Störgrößen
- Genauigkeitsgrade aufgrund zunehmend genauerer und umfassendere elektronischer Dokumentation der Inputfaktoren (Leistungen) durch die betreffenden Krankenhäuser.

Stets war die Frage zu untersuchen, ob sich die Genauigkeitsgrade durch veränderte bzw. erweiterte Dokumentationen nachhaltig verändern und damit der Aufwand genauerer Dokumentation rechtfertigen würden.

---

*1) Klaus Emmerich, Finanzmanagement im Krankenhaus – Innovative Ansätze, Verlag medhochzwei, Heidelberg 2011, S. 69, www.medhochzwei-verlag.de

2) Erläuterung der Methode *2)

„Six Sigma ist eine Vorgehensweise zur Verbesserung von Prozessen und Dienstleistungen. Wenn es darum geht die betriebliche Effizienz zu verbessern, die Produktivität zu steigern und Kosten zu senken, ist Six Sigma kaum zu schlagen. Zwei Ziele werden verfolgt: maximaler Unternehmenserfolg und gleichzeitig völlige Zufriedenheit des Kunden, der im beschriebenen Fall an einer fehlerfreien und verbesserten Patientenkalkulation interessiert ist.

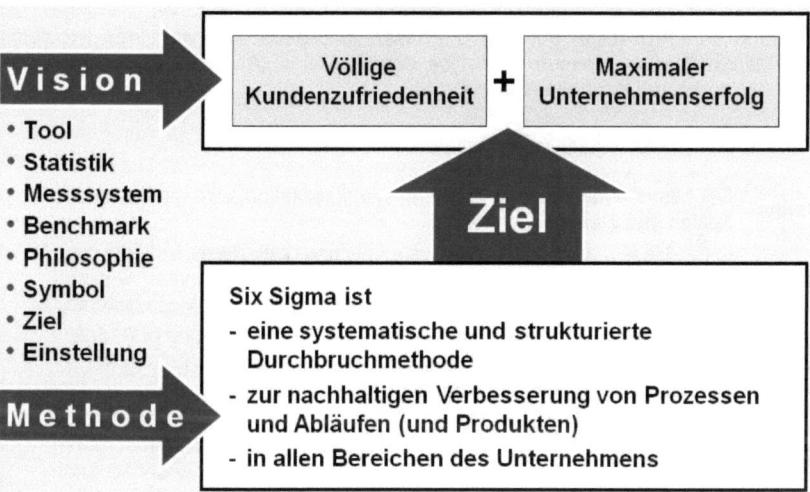

Abb. 1: Die Ziele von Six Sigma *3)

---

*2) Klaus Emmerich, Finanzmanagement im Krankenhaus – Innovative Ansätze, Verlag medhochzwei, Heidelberg 2011, S. 69, www.medhochzwei-verlag.de

*3) vgl. Almut Melzer, Wirtschaft in Ostwürttemberg, Ausgabe 10 / 2010, Heidenheim 2010, Herausgeber: Industrie- und Handelskammer Ostwürttemberg, Klaus Emmerich, Christian Roppelt, Almut Melzer, SixSigma und prozessorientierte Kostenträgerrechnung. In: Krankenhaus IT Journal, Ausgabe 6 / 2010, Hrsg.: Antares Computer Verlag GmbH, Dietzenbach 2010, S. 16-17

Prozessveränderungen erfordern personellen und vielfach auch finanziellen Aufwand. Es ist durchaus vorstellbar, dass nicht die vorgenommene Prozessveränderung sondern andere fremde Einflussgrößen zu dem gewünschten Erfolg führen. Um dies auszuschließen, wird die SixSigma-Methode eingesetzt. In der Erprobungsphase wird statistisch nachgewiesen, dass genau die vorgeschlagene Prozessveränderung eine Verbesserung bewirkt. Kann dieser Nachweis nicht erbracht werden, wird nach anderen Möglichkeiten für Verbesserungen gesucht. Das spart unnötigen Zeitaufwand und unnötige Kosten in den betroffenen Bereichen.

Six Sigma ist ein präzise strukturiertes projektbezogenes statistisches Verfahren zur Verbesserung von Prozessen mit den 5 Phasen eingesetzt: Definition des Problems (Define), Messverfahren (Measure), Analyse des Problems (Analyze), Beseitigung des Problems (Improve) und Kontrolle (Control)." *4)

Die Projektphasen haben folgende Bedeutung:

D	Define	Der bestehende Prozess (z.B. Patientenkalkulation) wird mit Daten, Fakten und Zielen beschrieben.
M	Measure	In der Messphase wird die konkrete Leistung (kalkulierter Patient) des bestehenden Prozesses (Behandlung des Patienten) ermittelt. Wesentlicher Teil ist die Prüfung und ggf. die Verbesserung der Messsysteme.
A	Analyze	Die wirklichen, auch tieferen Ursachen der Problemstellung (z.B. defizitäre Patientenkalkulationen) sind zu finden; ebenso die Wirkung der sich teilweise gegenseitig beeinflussenden Inputgrößen.
I	Improve	In dieser Phase geht es um die Beseitigung der in der Analyse-Phase nachgewiesenen Ursachen, die zu den bestehenden Problemen führen. Die ermittelten Lösungen werden implementiert, der Erfolg der Maßnahmen ist nachzuweisen.
C	Control	Die erreichten Verbesserungen sind im Langzeitbereich nachzuweisen, zu überwachen und zu sichern. Das Projekt wird mit einer Dokumentation abgeschlossen.

Abb. 2: Projektphasen von SixSigma *5)

---

*4) Klaus Emmerich, Finanzmanagement im Krankenhaus – Innovative Ansätze, Verlag medhochzwei, Heidelberg 2011, S. 70, www.medhochzwei-verlag.de

*5) vgl. Almut Melzer, Wirtschaft in Ostwürttemberg, Ausgabe 10 / 2010, Heidenheim 2010, Herausgeber: Industrie- und Handelskammer Ostwürttemberg, Klaus Emmerich, Christian Roppelt, Almut Melzer, SixSigma und prozessorientierte Kostenträgerrechnung. In: Krankenhaus IT Journal, Ausgabe 6 / 2010, Hrsg.: Antares Computer Verlag GmbH, Dietzenbach 2010, S. 16-17

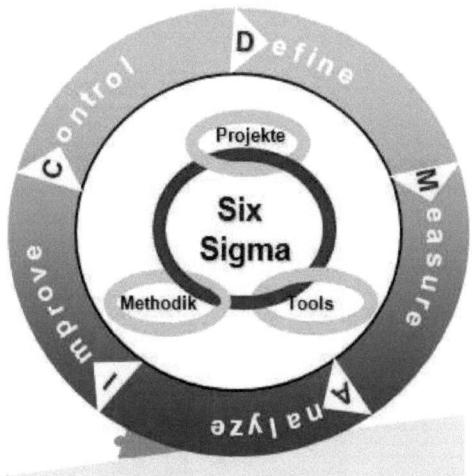

Abb. 3: Die Verknüpfung von Projekt, Methodik und Tools/Werkzeugen *6)

Ergänzende Anmerkung:

Der Autor verwendet für dieses Buch die Kenntnisse des erworbenen „Six Sigma Green Belt Zertifikats" des European Six Sigma Club Deutschland e.V. sowie die Erfahrungen seiner eigenen SixSigma-Projekte. Zusätzliche Literatur zur SixSigma-Methode wurde nicht verwendet. Stattdessen wird im Anhang auf wichtige Internetadressen verwiesen (Kap 84).

Zum vollständigen Verständnis der nachfolgenden Untersuchungen sind Kenntnisse in der Kostenträgerrechnung in Krankenhäusern und Grundkenntnisse der SixSigma-Methode erforderlich.

*6) vgl. Almut Melzer, Wirtschaft in Ostwürttemberg, Ausgabe 10 / 2010, Heidenheim 2010, Herausgeber: Industrie- und Handelskammer Ostwürttemberg, Klaus Emmerich, Christian Roppelt, Almut Melzer, SixSigma und prozessorientierte Kostenträgerrechnung. In: Krankenhaus IT Journal, Ausgabe 6 / 2010, Hrsg.: Antares Computer Verlag GmbH, Dietzenbach 2010, S. 16-17

3) Gesundheitspolitische Herausforderung

„Die gesundheitspolitische Herausforderung des SixSigma-Projektes: In der Industrie eingesetzt, wird ein genau definierter Output (z.b. Bremsweg eines Fahrzeugs) optimiert, indem die möglichen Input-Faktoren (z.b. Bremssystem, Bodenfeuchtigkeit u.Ä.) variiert werden. Anders als bei einem industriellen Produkt mit entsprechenden Standardprozessen liegen einer prozessorientierten Kostenträgerrechnung jedoch individuelle Patienten mit unterschiedlichen Hauptdiagnosen, Nebendiagnosen, Prozeduren, Untersuchungen, Therapien, Aufenthaltszeiten, Alter und Krankengeschichte als Inputfaktoren zugrunde, die in verschiedener Weise Einfluss auf den Gewinn oder Verlust einer Patientenkalkulation als Output-Größe nehmen. Es gibt als Output eben nicht den einen Gewinn der einen DRG." *7)

SIPOC Six Sigma Projekt

Projekttitel/-Thema	Patientenkalkulation stationäre Patientenbehandlung			Nr.	
Auftraggeber	**Input**	**Prozess**	**Output**		**Kunden**
Ärzte	Diagnosen	Prozess	Umsatz		Vorstand
Pflegekräfte	Prozeduren		Sachkosten		Patient
Case-Manager	Therapien		Personalkosten		Ärzte
Med. techn. Dienst	Einzelkosten		Einzelkosten		Pflegekräfte
Funktionsdienst	Verweildauer Soll		Gewinn/Verlust		Case-Manager
Controller	Leistungsdaten		Patientenzufriedenheit		Med. techn. Dienst
Pflegekraft	OP-/Anästhesiezeiten				Funktionsdienst
Therapeuthen	ppr-Minuten				Controller
Patient	Intensivminuten				Pflegekraft
Hauswirtschaftlicher Dienst	Beatmungsminuten				Therapeuthen
Mitarbeiter der Verwaltung	Pflegetage				Med.techn./Funktionsdienst
Einweisender Arzt	Verweildauer Ist				Hauswirtschaftlicher Dienst
	DRG				Mitarbeiter der Verwaltung
	Bearbeitungsdauer CMI/Punktwert				

Patient aufnehmen → Krankheitsbild feststellen → Behandlungsplan festlegen → Patient behandeln → Patient entlassen

Abb. 4 Einflussfaktoren auf die Patientenkalkulation und den Patientenprozess

---

*7) Klaus Emmerich, Finanzmanagement im Krankenhaus – Innovative Ansätze, Verlag medhochzwei, Heidelberg 2011, S. 72, www.medhochzwei-verlag.de

4) Besonderheiten im Gesundheitswesen

SixSigma dient der Optimierung von Prozessen. Geht es bei der industriellen Produktion im Regelfall um eine zunehmende Genauigkeit und Verbesserung der Produktionsergebnisse, so bedeutet das Ziel der Prozessveränderung:

a) Verbesserung des Outputs (z.B. Verringerung des Bremsweges, Erhöhung der Geschwindigkeit
b) Verringerung der Streuung des Outputs, um dadurch die Genauigkeit des Outputs zu erhöhen und den Prozess beherrschbar, d.h. fähig zu machen.

Da es um ein Zielergebnis der Produktion bzw. des Outputs geht, kann bei hinreichend großer Produktionsmenge häufig von einer Normalverteilung der Output-Ergebnisse ausgegangen werden, dies kann den Analyse- und Kontrollaufwand senken.

Anders stellt sich die Situation bei der Patientenkalkulation im Klinikbereich dar. Es geht zwar um ein Kalkulationsverfahren, das jedoch für eine Vielzahl unterschiedlicher Patienten mit unterschiedlichen Erkrankungen, Nebenerkrankungen, Verweildauern im Krankenhaus und unterschiedlichen Behandlungsmethoden einsetzbar sein soll.

Angestrebt wird deshalb die Kalkulation unterschiedlicher Outputs und damit eine möglichst differenzierte Kostenerhebung.

Das bedeutet konkret:

a) Streuung:

- Je detaillierter die Erhebungsmethode für die Kosten ist, d.h. je mehr Inputfaktoren erhoben werden, desto mehr Streuanteile der erhobenen Kosten werden erklärbar
- Eine verringerte Streuung ist aber z.B. erwünscht, wenn es um Beseitigung von Störgrößen geht.

b) Normalverteilung:

- Die Differenziertheit der Kosten unterschiedlicher Patienten mit unterschiedlichen Erkrankungen (Inputs) und Behandlungsmethoden (Outputs) führten bei allen bisherigen SixSigma-Projekten zur Patientenkalkulation dazu, dass die Daten nicht normalverteilt waren.
- Die nicht normalverteilten Daten erfordern deshalb i.d.R. auch gesonderte statistische Verfahren, um Prozessveränderungen hinsichtlich ihrer Nachhaltigkeit beurteilen zu können.

c) Variable oder attributive Daten

Hinsichtlich der Auswahl geeigneter statistischer Verfahren lagen sowohl bei den die Patientenkalkulation beeinflussenden Inputfakten als auch beim Ergebnis (Kosten je Patient, Kosten je Patient und Tag, Gewinn/Verlust eines Patienten) variable Daten vor. Attributive Inputdaten (Diagnosedaten vorhanden? Ja oder nein) wurden nur einmal erhoben.

d) Vollerhebung

Im Regelfall werden für die Beurteilung neuer Prozessabläufe Stichproben erhoben und von dort auf die Grundgesamtheit geschlossen. Wenn es um die Patientenkalkulation geht, liegen bereits die Daten aller stationären Patienten des Erhebungszeitraums im Sinne einer Vollerhebung vor.

SixSigma zur Optimierung der Kostenträgerrechnung in Krankenhäusern und Rehabilitationseinrichtungen

Als Inputfaktoren verfügt aufgrund von § 21 KHEntgG jedes Krankenhaus des Bundesrepublik Deutschland über folgende Daten zu jedem stationären Patienten *8):

Falldaten
Entlassender Standort K n2 leer|'01' ff.
Entgeltbereich M an3 'DRG'|'PSY'|"PIA" (siehe Hinweise)
KH-internes Kennzeichen des Behandlungsfalls M an..15
Institutionskennzeichen der Krankenkasse K an9 Muss-Angabe bei GKV-Patienten
Geburtsjahr M n4 JJJJ
Geburtsmonat * K n2 MM
Geschlecht M a1
PLZ M an5
Aufnahmedatum M an12 JJJJMMTTHHMM
Aufnahmeanlass M a1
Aufnahmegrund K an4
Fallzusammenführung M an1 J/N
Fallzusammenführungsgrund K an2
Aufnahmegewicht * K n..5 99999, in Gramm
Entlassungs-/Verlegungsdatum M an12 JJJJMMTTHHMM
Entlassungs-/Verlegungsgrund M an3
Alter in Tagen am Aufnahmetag * K n..3
Alter in Jahren am Aufnahmetag K n..3
Patientennummer M an..15
Anzahl interkurrenter Dialysen K n..3
Beatmungsstunden K an..4
Behandlungsbeginn vorstationär K an8 JJJJMMTT
Behandlungstage vorstationär K n1
Behandlungsende nachstationär K an8 JJJJMMTT
Behandlungstage nachstationär K n..2
Institutionskennzeichen des verlegenden Krankenhauses K an9
Belegungstage in einem anderen Entgeltbereich K n..2
Beurlaubungstage im BPflV-Entgeltbereich K n..3
- bei Kindern bis zur Vollendung des 1. Lebensjahres

*8) Anlage zur Vereinbarung über die Übermittlung von Daten nach § 21 Abs. 4 und Abs. 5 KHEntgG: Daten nach § 21 KHEntgG – Version 2011 für das Datenjahr 2010, veröffentlicht durch das INEK-Institut, S. 4, www.g-drg.de

Fachabteilungsangaben (wiederholbar) fallbezogen
Fachabteilung M an6
Datum der Aufnahme in die Fachabteilung M an12 JJJJMMTTHHMM
Datum der Verlegung-/Entlassung aus der Fachabteilung M an12 JJJJMMTTHHMM
Diagnosenangaben (wiederholbar max. 50) fallbezogen
Diagnoseart M an..3 HD|ND
ICD-Version M an..6
Diagnoseschlüssel (ICD-Kode) M an..9
Lokalisation K a1
Diagnosensicherheit K a1 nur für Fälle nach § 118 SGB V
Sekundär-Diagnoseschlüssel (Sekundär-Kode) K an..9
Lokalisation K a1
Diagnosensicherheit K a1 nur für Fälle nach § 118 SGB V
Prozedurenangaben (wiederholbar max. 100) fallbezogen
siehe Hinweise zu teilstationären Fällen!
OPS-Version M an..6
Prozedurenschlüssel (OPS-Kode) M an..11
Lokalisation K a1
OPS-Datum M an12 JJJJMMTTHHMM
Belegoperateur K an1 J
Beleganästhesist K an1 J
Beleghebamme K an1 J
Entgeltdaten des Behandlungsfalls (wiederholbar, max. 98)
KH-internes Kennzeichen des Behandlungsfalls M an..15
Institutionskennzeichen der Krankenkasse K an9 Muss-Angabe bei GKV-Patienten
Entgeltart M an8
Entgeltbetrag M n..10 99999999,99
Entgeltanzahl M n..3 999
Tage ohne Berechnung/Behandlung K n..3 999

Weitere zwingende Inputdaten sind – sofern entsprechende Kostenstellenbereiche im Krankenhaus vorliegen - zwecks Kostenerhebung der Patientendaten entsprechend INEK-Kalkulationshandbuch Version 3.0 folgende Angaben je Patient *9):

Anlage 5		Personal-kosten ärztlicher Dienst	Personal-kosten Pflegedienst	Personal-kosten med.-techn. Dienst/ Funktions-dienst	Sachkosten Arzneimittel		Sachkosten Implantate/ Transplantate	Sachkosten übriger medizinischer Bedarf		Personal- und Sachkosten med. Infrastruktur	Personal- und Sachkosten nicht med. Infrastruktur
		1	2	3	4a	4b[1]	5[1]	6a	6b[1]	7	8
Normalstation	1	Pflegetage	PPR-Minuten[2]	Pflegetage	PPR-Minuten[2]	Ist-Verbrauch Einzelkosten-zuordnung	nicht relevant	PPR-Minuten[2]	Ist-Verbrauch Einzelkosten-zuordnung	Pflegetage	Pflegetage
Intensivstation	2	Gewichtete Intensivstunden	Gewichtete Intensivstunden	Gewichtete Intensivstunden	Gewichtete Intensivstunden	Ist-Verbrauch Einzelkosten-zuordnung[2]	Ist-Verbrauch Einzelkosten-zuordnung[2]	Gewichtete Intensivstunden	Ist-Verbrauch Einzelkosten-zuordnung	Intensivstunden	Intensivstunden
Dialyse-abteilung	3	Gewichtete Dialysen[4]	Gewichtete Dialysen[4]	Gewichtete Dialysen[4]	Gewichtete Dialysen[4]	Ist-Verbrauch Einzelkosten-zuordnung	nicht relevant	Gewichtete Dialysen[4]	Ist-Verbrauch Einzelkosten-zuordnung	Gewichtete Dialysen[4]	Gewichtete Dialysen[4]
OP-Bereich	4	Schnitt-Naht-Zeit mit GZF und Rüstzeit[5]	nicht relevant	Zeit/HLM-Zeit mit GZF und Rüstzeit[5]	Schnitt-Naht-Zeit mit Rüstzeit[5]	Ist-Verbrauch Einzelkosten-zuordnung	Ist-Verbrauch Einzelkosten-zuordnung	Schnitt-Naht-Zeit mit Rüstzeit[5]	Ist-Verbrauch Einzelkosten-zuordnung	Schnitt-Naht-Zeit mit Rüstzeit[5]	Schnitt-Naht-Zeit mit Rüstzeit[5]
Anästhesie	5	Anästhesio-logiezeit[7] und GZF[5]	nicht relevant	Anästhesio-logiezeit[7]	Anästhesio-logiezeit[7]	Ist-Verbrauch Einzelkosten-zuordnung	nicht relevant	Anästhesio-logiezeit[7]	Ist-Verbrauch Einzelkosten-zuordnung	Anästhesio-logiezeit[7]	Anästhesio-logiezeit[7]
Kreißsaal	6	Aufenthaltszeit Patientin im Kreißsaal	nicht relevant	Aufenthaltszeit Patientin im Kreißsaal	Aufenthaltszeit Patientin im Kreißsaal	Ist-Verbrauch Einzelkosten-zuordnung	nicht relevant	Aufenthaltszeit Patientin im Kreißsaal	Ist-Verbrauch Einzelkosten-zuordnung	Aufenthaltszeit Patientin im Kreißsaal	Aufenthaltszeit Patientin im Kreißsaal
Kardiologische Diagnostik/ Therapie	7	1. Eingriffszeit 2. Punkte lt. Leistungs-katalog	nicht relevant	1. Eingriffszeit 2. Punkte lt. Leistungs-katalog	1. Eingriffszeit 2. Punkte lt. Leistungs-katalog	Ist-Verbrauch Einzelkosten-zuordnung	Ist-Verbrauch Einzelkosten-zuordnung	1. Eingriffszeit 2. Punkte lt. Leistungs-katalog	Ist-Verbrauch Einzelkosten-zuordnung	1. Eingriffszeit 2. Punkte lt. Leistungs-katalog	1. Eingriffszeit 2. Punkte lt. Leistungs-katalog
Endoskopische Diagnostik/ Therapie	8	1. Eingriffszeit 2. Punkte lt. Leistungs-katalog	nicht relevant	1. Eingriffszeit 2. Punkte lt. Leistungs-katalog	1. Eingriffszeit 2. Punkte lt. Leistungs-katalog	Ist-Verbrauch Einzelkosten-zuordnung	Ist-Verbrauch Einzelkosten-zuordnung	1. Eingriffszeit 2. Punkte lt. Leistungs-katalog	Ist-Verbrauch Einzelkosten-zuordnung	1. Eingriffszeit 2. Punkte lt. Leistungs-katalog	1. Eingriffszeit 2. Punkte lt. Leistungs-katalog
Radiologie	9	Punkte lt. Leistungs-katalog	nicht relevant	Punkte lt. Leistungs-katalog	Punkte lt. Leistungs-katalog	Ist-Verbrauch Einzelkosten-zuordnung	Ist-Verbrauch Einzelkosten-zuordnung	Punkte lt. Leistungs-katalog	Ist-Verbrauch Einzelkosten-zuordnung	Punkte lt. Leistungs-katalog	Punkte lt. Leistungs-katalog
Laboratorien	10	Punkte lt. Leistungs-katalog	nicht relevant	Punkte lt. Leistungs-katalog	Punkte lt. Leistungs-katalog	Ist-Verbrauch Einzelkosten-zuordnung[4]		Punkte lt. Leistungs-katalog	Ist-Verbrauch Einzelkosten-zuordnung	Punkte lt. Leistungs-katalog	Punkte lt. Leistungs-katalog
Übrige diagnost. und therapeut. Bereiche	11	1. Eingriffszeit 2. Punkte lt. Leistungs-katalog	1. Eingriffszeit 2. Punkte lt. Leistungs-katalog	1. Eingriffszeit 2. Punkte lt. Leistungs-katalog	1. Eingriffszeit 2. Punkte lt. Leistungs-katalog	Ist-Verbrauch Einzelkosten-zuordnung	Ist-Verbrauch Einzelkosten-zuordnung	1. Eingriffszeit 2. Punkte lt. Leistungs-katalog	Ist-Verbrauch Einzelkosten-zuordnung	1. Eingriffszeit 2. Punkte lt. Leistungs-katalog	1. Eingriffszeit 2. Punkte lt. Leistungs-katalog

Tab. 1: Anlage 5 des Handbuchs KALKULATION VON FALLKOSTEN *10)

Im Kommunalunternehmen „Krankenhäuser des Landkreises Amberg-Sulzbach" ist keine Dialyseabteilung vorhanden. Alle anderen Kostenstellenbereiche und Kostenartenbereiche liegen vor.

*9) *10) vgl. KALKULATION VON FALLKOSTEN, Handbuch zur Anwendung in Krankenhäusern. Version 3.0, Deutsche Krankenhaus Verlagsgesellschaft mbH, Düsseldorf 2007, Hrsg: Deutsche Krankenhausgesellschaft (DKG), Spitzenverbände der Krankenkassen (GKV), Verband der privaten Krankenversicherung (PKV), S. 239

An Outputfaktoren im Sinne einer Vollerhebung liegen folgende Kostendaten zwingend vor *11):

Kostendaten des Behandlungsfalls (wiederholbar):
Angabe erfolgt nur, wenn Kostenwert > 0

Entgeltbereich M an3
KH-internes Kennzeichen des Behandlungsfalls M an..15
Kostenmodul-Kostenstellengruppe M an..2
Kostenmodul-Kostenartengruppe M an..2
Kostenwert M n..10 99999999,99
Pflegetag M an8 JJJJMMTT

e) Manuelle elektronische Einträge

Alle Inputfaktoren sind manuelle Eingaben in das Klinik-Informationssystem. D.h. Ärzte, Pflegekräfte und medizintechnisches Personal erheben die erforderlichen Daten. Messungen beruhen also nicht auf einem automatisierten Datenerfassungsprozess, wie häufig in Produktionsbetrieben anzutreffen, sondern erfordern manuelle Eingaben von Mitarbeitern mit der Möglichkeit von Fehleingaben.

*11) Anlage zur Vereinbarung über die Übermittlung von Daten nach § 21 Abs. 4 und Abs. 5 KHEntgG: Daten nach § 21 KHEntgG – Version 2011 für das Datenjahr 2010, veröffentlicht durch das INEK-Institut, S. 25, www.g-drg.de

SixSigma zur Optimierung der Kostenträgerrechnung in Krankenhäusern und Rehabilitationseinrichtungen

5) Verwendete statistische Verfahren

Mit Blick auf die in Kapitel 4 beschriebenen Besonderheiten im Gesundheitswesen kamen bei den bisherigen Untersuchungen zur Optimierung der Kostenträgerrechnung folgende statistischen Verfahren zum Einsatz:

- Test auf Normalverteilung
- Regelkarten
- Boxplots zur grafischen Darstellung von Mittelwert und Streuung des Outputs
- Test auf gleiche Varianzen
- T-Test
- Korrelationsanalyse
- Mann-Whitney-Test
- X^2Test für attributive Daten.

6) SixSigma-Projekte zur Kostenträgerrechnung
61) Projekt 1: Datenvalidierung der INEK-Kostenträgerrechnung
611) Vorstellung der Kostenträgerrechnung nach dem INEK-Kalkulationshandbuch

Wie in Kapitel 4 beschrieben, ermittelt die DRG-Kostenträgerrechnung nach dem INEK-Kalkulationshandbuch V 3.0 die Kosten des Krankenhauses nach Kostenstellen und Kostenarten:

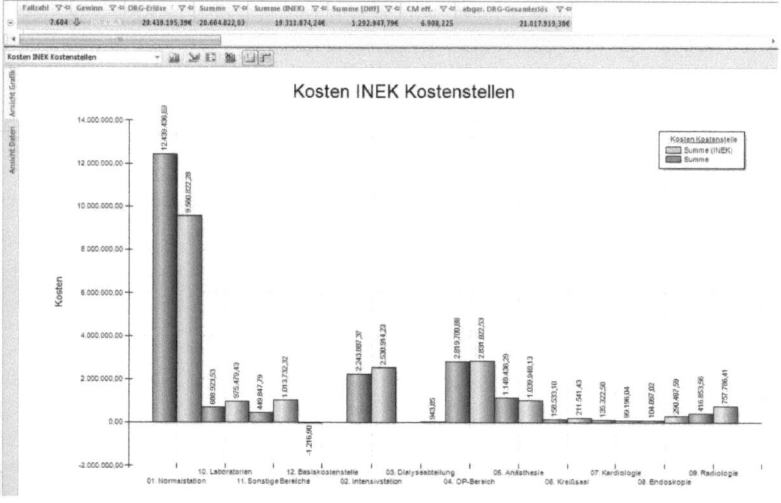

Abb. 5: Kostenarten des Krankenhauses *12)

Gerade 316 Krankenhäuser von ca. 2.100 der Bundesrepublik Deutschland nehmen am Kalkulationsverfahren des INEK-Instituts teil (Jahr 2009). Der Aufwand ist nicht unerheblich. Als Ergebnis stehen die Kosten jedes einzelnen Patienten detailliert zur Verfügung:

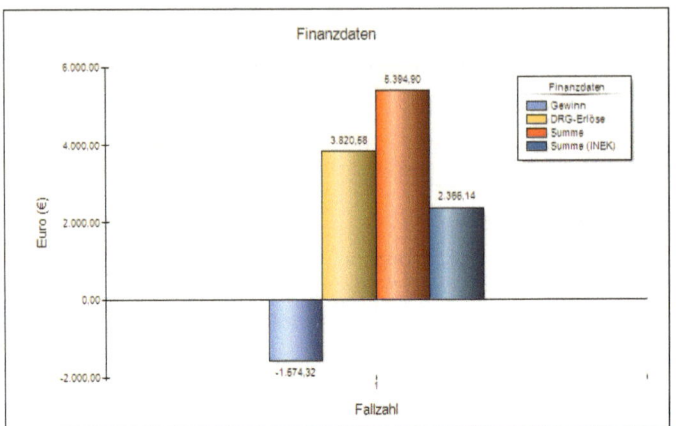

Abb. 6 Kalkuliertes Patientendefizit, DRG H08B, Summe = Istkosten, Summe INEK = INEK-Kosten *13)

SixSigma zur Optimierung der Kostenträgerrechnung in Krankenhäusern und Rehabilitationseinrichtungen

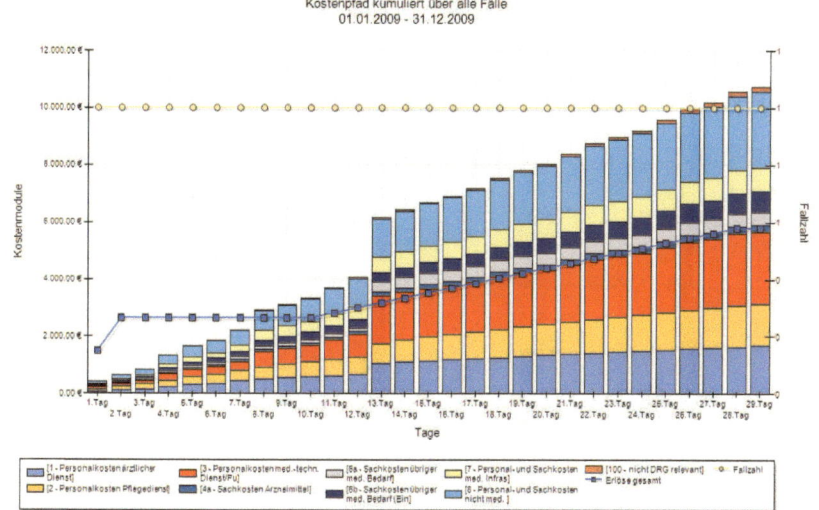

Abb. 7: Grafische Darstellung der Prozesskosten des defizitärsten Patienten der DRG H08B unter Darstellung der an jedem Tag entstehenden Kostenarten *14)

Grafiken gleichen die hauseigenen Patientenkosten mit den durchschnittlichen Kosten der betreffenden DRG aller INEK-einreichenden Krankenhäuser ab und machen ggf. die aus dem Prozessablauf entstehenden überhöhten Kosten sichtbar:

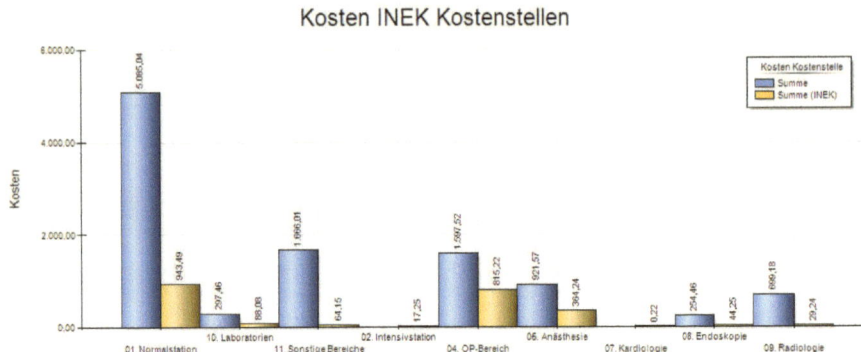

Abb. 8: Vergleich Ist-Kosten (Summe) und INEK-Kosten (Summe INEK) des Patienten nach Kostenstellen *15)

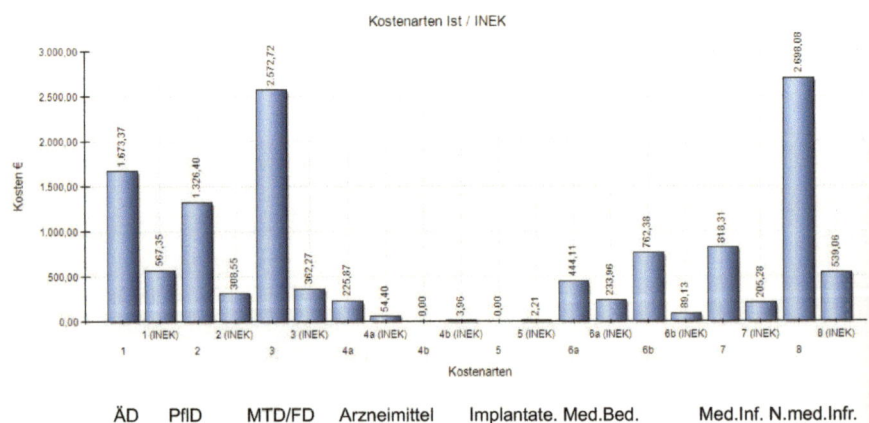

Abb. 9: Vergleich Ist-Kosten (Summe) und INEK-Kosten (Summe INEK) des Patienten nach Kostenarten *16)

612) Projektphasen

Glauben Sie Ihren eigenen Daten nicht – dies war die erste zentrale Erkenntnis des SixSigma-Projektes. Ursprünglich war geplant, die den defizitär kalkulierten Patientenbehandlungen zugrunde liegenden Prozesse zu optimieren. Aufgrund z.T. unplausibler Daten wurde deshalb vorab eine Datenvalidierung durchgeführt, um damit die Wirksamkeit der Patientenkalkulation für Steuerungszwecke zu verproben. Hierzu wurden die unter A) benannten Projektschritte durchgeführt:

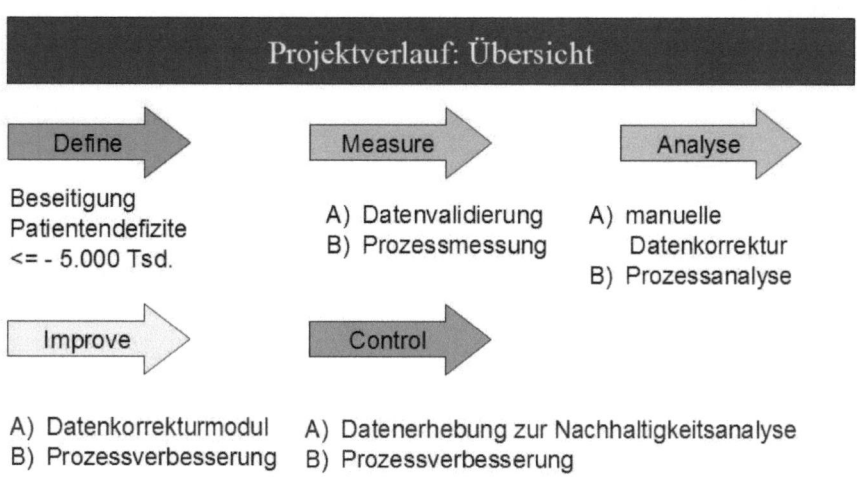

Abb. 10: Projektverlauf, hier Projektschritt A, Datenvalidierung

613) Define

In der Define-Phase ging es um die Beschreibung des Projektziels (Projektstatusblatt), die Darstellung des Projektverlaufs (Zeitplan) sowie die Beschreibung der wichtigsten Input- und Outputfaktoren (SIPOC).

Projektstatusblatt - 1
Six Sigma Projekt

Projekttitel/-Thema	Patientenkalkulation stationäre Patientenbehandlung			x Kosten Wettbewerb		x Kunden Strategie
Bereich/Standort	St. Anna Krankenhaus	Abteilung	Alle medizinischen Fachabteilungen	Projekt Nummer		em-1
Prozess	Behandlungsprozess DRG-Patienten			Status-Datum		23.07.2010
Kunde(n) dieses Prozesses	Case-Management, Chefarzt, Controlling, Patient			Start-Datum		23.07.2010
Projektleiter	N.N.	Projekt-Champion	N.N.	Projektabschluss-Datum (geplant)		
Teammitglieder	N.N.					
Six Sigma Betreuuer	SixSigma TC GmbH	Projekt-Freigabe	N.N.	Controlling		N.N.
Aktuelle Prozess-Beurteilung	x Prozess ist in Kontrolle			Prozess ist fähig		
	Prozess ist nicht in Kontrolle			x Prozess ist nicht fähig		

Genaue Problemdefinition: *"Was genau ist das Problem?"*

Es gibt einzelne Patienten mit defizitäten DRG bis zu 19 Tsd € im St. Anna Krankenhaus und -5,5 Tsd in der St. Johannes Klinik.

Projektziel: *"Was genau soll erreicht werden?"*

Kein Patientendefizit über 5 Tsd. €

Messgrößen:	Ausgangs-situation	Aktueller Stand	Ziel
Datum:			
Gewinn je Patient maximal	- 19 Tsd	-19 Tsd	bis -5 Tsd
Kosten je Patient			
Verweildauer			
Finanzieller Nutzen des Projekts			
Senkung der Personalkosten je Behandlungsfall (++)			
Senkung der Sachkosten je Behandlungsfall (+/-)			

Herausforderungen

Unterschiedliche Behandlungsprozesse: Jeder Patient hat ein individuelles Krankheitsbild, sehr viele Einflussfaktoren, Verweildauer, Diagnosen, Prozeduren, Therapien, Krankheits-Mix, **es muss eine Ursachen-Kostenwirkungsabhängigkeit gefunden werden**.

Barrieren

Chefärzte und Leiter diagnostischer/therapeutischer Abteilungen betrachten ihre Behandlungen als "eigenes Hoheitsgebiet"

Veränderungen zum letzten Statusreport/Aktuelle Situation

Projektstatusblatt - 2
Six Sigma Projekt

Zeitlicher Ablauf des Projekts

Wichtige Meilensteine in der Phase "DEFINE"	Verantwortlich	Status	Termin
1. Definition Projektthema	N.N.	abgeschlossen	22.07.2010
2. Quantifizierung Projektziel	N.N.	abgeschlossen	22.07.2010
3. Abschätzung Projektrisiken / Barrieren	N.N.	abgeschlossen	23.07.2010
4.			
5.			

Wichtige Meilensteine in der Phase "MEASURE"	Verantwortlich	Status	Termin
1. Alle Patienten mit Verlust >= 5 Tsd. €	N.N.	in Arbeit	30.08.2010
2. Kosten nach KA-/KSt-Gruppen: Ausreißer > -5Tsd.	N.N.	in Arbeit	30.08.2010
3. Ermittlung Ausreißer: Boxplot	N.N.	erledigt	23.03.2010
4. Unplausible Daten: -Minus/Mehrtages-OP	N.N.	erledigt	15.04.2010
5. Unplausibler Daten: Minuskosten	N.N.	erledigt	15.04.2010
6. Fehlende ppr-Minuten und Kreissaalminuten	N.N.	erledigt	07.05.2010
7.			
8.			

Wichtige Meilensteine in der Phase "ANALYSE"	Verantwortlich	Status	Termin
1. Prüfung Normalverteilung	N.N.	erledigt	20.05.2010
2. Prüfung Prozessfähigkeit	N.N.	erledigt	20.05.2010
3. Ermittlung Ausreißer: Boxplot	N.N.	erledigt	23.03.2010
4.			
5.			
6.			
7.			
8.			

Wichtige Meilensteine in der Phase "IMPROVE"	Verantwortlich	Status	Termin
1. Signifikante Veränderung der Gewinne gegen Verweild.09	N.N.	erledigt	13.07.2010
2. Signifikante Veränd. KostenIst/INEK gegen Vwd IST/INEK 09	N.N.	erledigt	13.07.2010
3.			
4.			
5.			
6.			
7.			
8.			

Wichtige Meilensteine in der Phase "CONTROL"	Verantwortlich	Status	Termin
1. Signifikante Veränderung der Gewinne gegen Vwd 1HJ10	N.N.	erledigt	22.07.2010
2. Signif. Veränd. KostenIst/INEK gegen Vwd IST/INEK 1HJ10	N.N.	erledigt	22.07.2010

Abb. 11: Projektstatusblatt

SixSigma zur Optimierung der Kostenträgerrechnung in Krankenhäusern und Rehabilitationseinrichtungen

Zeitplan Six Sigma Projekt

Projekt-Titel	Patientenkalkulation stationäre Patientenbehandlung		Projekt Nummer		em-1
Zeitplan Datum		10.05.2010	Projekt-Start		10.05.2010

Projekt-Phase	Step	Step-Bezeichnung	Plan Datum	Ist Datum	Erforderliche Dokumente
Define	1	Definition des Themas und genaue Definition des Problems	23.02.10	23.02.10	Projektstatusblatt
Define	2	Quantifizierung der Ausgangslange und Zielstellung	23.02.10	23.02.10	
Define	3	Abschätzung und Quantifizierung des Einsparpotentials	26.02.10	24.03.10	210.000,00
Define	4	Projektorganisation	04.03.10		Zeitplan
Define		Abschluss der Define-Phase			Projektstatusblatt
Measure	5	Darstellung der Ist-Situation des Prozesses.(Kurzzeit-Prozessfähigkeit)	12.03.10		
Measure	6	Messsystemanalyse	30.04.10		
Measure	7	Projektfokussierung	30.04.10		
Measure	8	Datenerfassung	vorhanden	vorhanden	Passive Daten, vgl. Prozess-Mapping
Measure		Abschluss der Measure-Phase			Projektstatusblatt
Analyse	9	Multi-Vari-Studie			
Analyse	10	Prozessanlayse und Analyse der Problemursachen	10.05.10	10.05.10	Kostenträgerrechnung, validiert, Korrektur fehlender ppr und Kreissaalminuten, Bereinigung -OP-Zeiten, Mehrtages-OP-Zeiten
Analyse		Abschluss der Anlayse-Phase			Projektstatusblatt
Improve	11	Generieren und Bewerten von Lösungen/Optimierung von Prozess und Prozess-Para.			
Improve	11	Optimierung von Prozess und Prozess-Parametern	21.05.10	20.05.10	Kostenträgerrechnung 2009, validiert, Korrektur fehlender ppr und Kreissaalminuten, Bereinigung -OP-Zeiten, Mehrtages-OP-Zeiten
Improve	12	Lösungsumsetzung planen, Lösung (wenn möglich) pilotieren und umsetzen	01.07.10	20.07.10	Institutionalisierte Abfragen und Korrekturen
Improve	13	Erfolg der Prozess-Änderung verifizieren, Ziel-Ist-Vergleich			
Improve		Abschluss der Improve-Phase			Projektstatusblatt
Control	14	Erstellung eines Prozess-Kontrollplanes und Einführung der Prozessüberwachung	13.07.10	13.07.10	Messung der Veränderung 2009 mit signifikant veränderter Streuung (Varianztest, 2 Stichproben) und signifikant geändertem Mittelwert der Gewinne/Verluste (T-Test, 2 Stichproben)
Control	15	Aktualisierung der Dokumentation, Transfer des Wissens an die Prozess-Beteiligte	22.07.10	22.07.10	Abschlusspräsentation
Control		Abschluss der Control-Phase			

Abb. 12: Zeitplan

SixSigma zur Optimierung der Kostenträgerrechnung in Krankenhäusern und Rehabilitationseinrichtungen

Der SIPOC stellt den Lieferanten, die Inputfaktoren, den (verkürzten Prozess), die Outputfaktoren und den Kunden der Informationen zusammen:

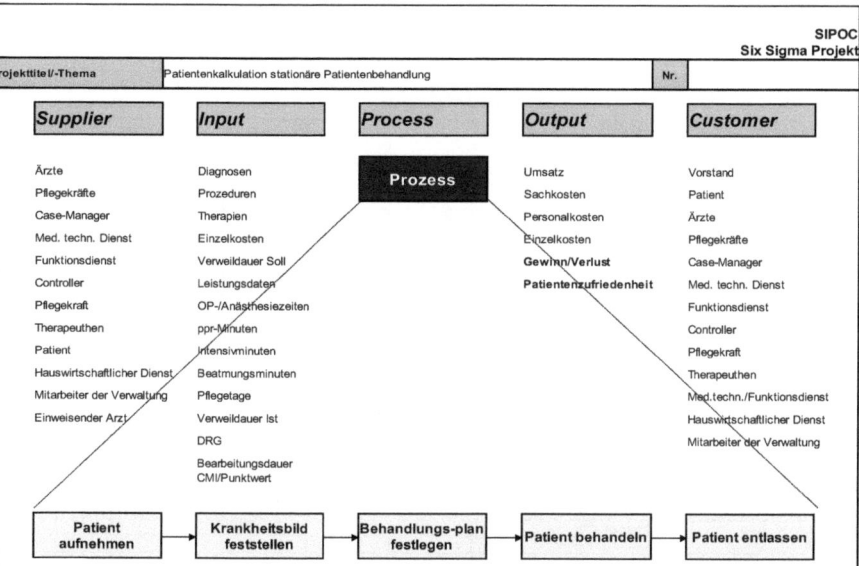

Abb. 13: SIPOC

614) Measure

Der gesamte Prozess (Patientenkalkulation) wird in seinen Bestandteilen grafisch dargestellt (Prozess-Mapping), die relevanten Einflussgrößen hinsichtlich ihres Einflusses gewichtet (C&E-Matrix). Anschließend erfolgt die statistische Untersuchung der wichtigsten Einflussfaktoren auf die Patientenkosten.

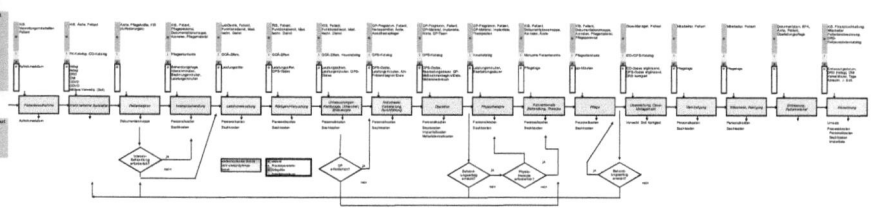

Abb. 14: Prozess-Mapping

- 25 -

In der C&E-Matrix werden die Wichtigkeiten bestimmter Prozess-Inputfaktoren aus dem Prozess Mapping nun aus Kundensicht dargestellt (0 bis 10 Punkte) und mit dem geschätzten Einfluss auf den Prozess (hier die Patientenkalkulation) gewichtet.

Cause and Effect Matrix

Datum:		Projekt:	Patientenkalkulation stationäre Patientenbehandlung
Abteilung:	Controlling	Teilnehmer:	N.N.

		Wichtigkeit für den Kunden	10	10	7	4	10	4	4						
	Prozess-Schritt	Prozess Input	CMI	Personalkosten	Sachkosten	Implantate	Umsatz	Liquidität	Pati.zufriedenheit						Gesamt
1	Patientenaufnahme														0
2	Krankheitsbild feststellen	Hauptdiagnose	10	10	7	0	7	10	4						375
3	Krankheitsbild feststellen	Nebendiagnose	7	7	4	0	4	7	1						240
4	Krankheitsbild feststellen	CMI	10	7	7	0	10	7	0						347
5	Krankheitsbild feststellen	UGVD	7	7	7	0	10	7	7						345
6	Krankheitsbild feststellen	OGVD	7	7	7	0	10	7	0						317
7	Krankheitsbild feststellen	Mittlere Verweildauer	0	7	7	0	7	7	0						217
8	Patientenplan														0
9	Intensivbehandlung	Intensivtage/-minuten	7	10	4	0	7	7	4						312
10	Intensivbehandlung	Beatmungsminuten	10	10	4	0	10	7	4						372
11	Intensivbehandlung	Leistungsminuten	0	10	4	0	0	1	4						148
12	Laboruntersuchung	Leistungsziffer	0	4	1	0	0	1	7						79
13	Röntgenuntersuchung	Leistungsziffer	0	4	1	0	0	1	7						79
14	Röntgenuntersuchung	OPS-Codes	7	7	4	0	7	4	7						282
15	Untersuchungen/Funkt.d.	Leistungsminuten	0	4	1	0	0	1	7						79
16	Untersuchungen/Funkt.d.	Leistungsziffer	0	4	1	0	0	1	7						79
17	Untersuchungen/Funkt.d.	OPS-Codes	7	0	0	0	7	4	7						184
18	Anästhesie	OPS-Codes	7	7	4	0	7	4	4						270
19	Anästhesie	Anästhesie-Zeiten	0	7	4	0	0	1	4						118
20	Anästhesie	Leistungsminuten	0	4	1	0	0	1	1						55
21	Operationen	OPS-Codes	7	7	4	0	7	4	4						270
22	Operationen	OP-Zeiten	0	7	4	0	0	1	4						118
23	Operationen	Materialverbrauch	0	0	7	10	0	0	4						105
24	Physiotherapie	Leistungsminuten	0	4	1	0	0	1	1						55
25	Behandlung/Therapie	Pflegetage	7	7	4	0	4	4	4						240
26	Pflege	ppr-Minuten	4	7	4	0	4	4	4						210
27	Überwachung, Case-Management	ICD-Codes	7	7	4	0	4	7	1						240
28	Überwachung, Case-Management	OPS-Codes	7	7	4	0	7	4	7						282
29	Überwachung, Case-Management	DRG korrigiert	10	7	1	0	10	7	1						309
30	Verköstigung	Pflegetage	0	4	1	0	0	0	1						51
31	Wäsche	Pflegetage	0	4	1	0	0	0	1						51
32	Entlassung, Patientenbrief	Abrechnung	0	1	0	0	0	10	0						50
33	Entlassung, Patientenbrief	Hdiag	7	7	4	0	7	7	10						306
34	Entlassung, Patientenbrief	DRG	10	7	1	0	10	7	1						309
35	Entlassung, Patientenbrief	Verweildauer	7	10	1	0	7	0	7						275
36	Entlassung, Patientenbrief	Entlassung - Abrechnung	0	0	0	0	0	10	0						40

Abb. 15: C&E-Matrix

SixSigma zur Optimierung der Kostenträgerrechnung in Krankenhäusern und Rehabilitationseinrichtungen

Als wichtigste Einflussfaktoren auf die Patientenkosten wurden gewichtet:

Hauptdiagnose	375
Beatmungsminuten	372
CMI	347
UGVD	345
OGVD	317
Intensivtage/-minuten	312
DRG	309

Abb. 16: Vermutete relevanteste Einflussfaktoren auf die Patientenkalkulation

Es folgte die Erhebung der kalkulierten Patientenkosten aus der Kostenträgerrechnung und deren statistische Auswertung. Es handelte sich bei der Erhebung um quantitative Daten sowohl hinsichtlich der Inputfaktoren als auch der Outputfaktoren (Patientenkosten, Patientengewinne). Zusätzlich wurde der Test auf Normalverteilung durchgeführt. Beide Erhebungen waren ausschlaggebend für die Auswahl der weiteren statistischen Erhebungsverfahren.

Es wurde – aufgrund der sehr unterschiedlichen Erkrankungen, Nebenerkrankungen und Behandlungen der Patienten – erwartungsgemäß festgestellt, dass die erhobenen Patientenkosten bzw. die erhobenen Patientengewinne / -verluste nicht normalverteilt sind. Der p-Wert der erhobenen Daten war kleiner als 0,05 (5%) und damit für die Annahme einer Normalverteilung zu klein.

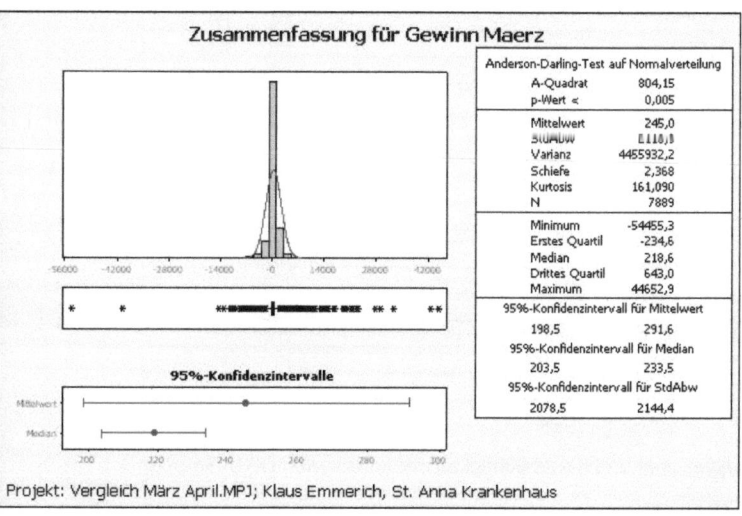

Abb. 17: Test auf Normalverteilung

SixSigma zur Optimierung der Kostenträgerrechnung in Krankenhäusern und Rehabilitationseinrichtungen

Zusätzlich wurde die Frage untersucht, inwieweit der Prozess (hier die angestrebte Patientenkalkulation) ...

... prozessfähig ist (konkret: maximaler angestebter Patientenverlust = 5.000 €)
... unter Kontrolle ist, d.h. die Schwankungen der Gewinne und Verluste sind in einem vertretbaren Rahmen, die Wirkungen von bekannten Störgrößen können in Gegenwart und Zukunft genügend klein gehalten werden.

Aufgrund der sehr unterschiedlichen Behandlungsanforderungen konnten in den DRG-Gruppen überwiegend keine Prozessfähigkeit und keine Kontrollfähigkeit festgestellt werden.

Gruppe	Prozessfähigkeit	Kontrolle
A DRG: Prä-MDC	ja	nein
B DRG: Krankheiten und Störungen des Nervensystems	nein	nein
C DRG: Krankheiten und Störungen des Auges	ja	ja
D DRG: Krankheiten und Störungen des Ohres, der Nase, des Mundes und des Halses	ja	nein
E DRG: Krankheiten und Störungen der Atmungsorgane	nein	nein
F-DRG: Krankheiten und Störungen des Kreislaufsystems	nein	nein
G DRG: Krankheiten und Störungen der Verdauungsorgane	nein	nein
H DRG: Krankheiten und Störungen an hepatobiliärem System und Pankreas	nein	nein
I DRG: Krankheiten und Störungen an Muskel-Skelett-System und Bindegewebe	nein	nein
J DRG: Krankheiten und Störungen an Haut, Unterhaut und Mamma	nein	nein
K DRG: Endokrine, Ernährungs- und Stoffwechselkrankheiten	nein	nein
L DRG: Krankheiten und Störungen der Harnorgane	nein	nein
M DRG: Krankheiten und Störungen der männlichen Geschlechtsorgane	nein	ja
N DRG: Krankheiten und Störungen der weiblichen Geschlechtsorgane	nein	nein
O DRG: Schwangerschaft, Geburt und Wochenbett	nein	nein
P DRG: Neugeborene	nein	nein
Q DRG: Krankheiten des Blutes, der blutbildenden Organe und des Immunsystems	nein	nein
R DRG: Hämatologische und solide Neubildungen	ja	nein
T DRG: Infektiöse und parasitäre Krankheiten	nein	nein
U DRG: Psychische Krankheiten und Störungen	nein	nein
V DRG: Alkohol- und Drogengebrauch und alkohol- und drogeninduzierte psychische Störungen	ja	nein
W DRG: Polytrauma	nein	ja
X DRG: Verletzungen, Vergiftungen und toxische Wirkungen von Drogen und Medikamenten	nein	nein
Y DRG: Verbrennungen	ja	nein
Z DRG: Faktoren, die den Gesundheitszustand beeinflussen, und andere Inanspruchnahme des Gesundheitswesens	ja	ja
9 DRG: Fehler-DRGs und sonstige DRGs	ja	ja

Tab. 2: Prozessfähigkeit und Kontrollfähigkeit der kalkulierten DRG-Gruppen

SixSigma zur Optimierung der Kostenträgerrechnung in Krankenhäusern
und Rehabilitationseinrichtungen

Lediglich Segmente waren bzgl. Prozessfähigkeit und Kontrollierbarkeit positiv zu beurteilen:

Positives Beispiel:
Z-DRG, Prozessfähigkeit ja (schwarzer Bereich), in Kontrolle (roter Bereich)

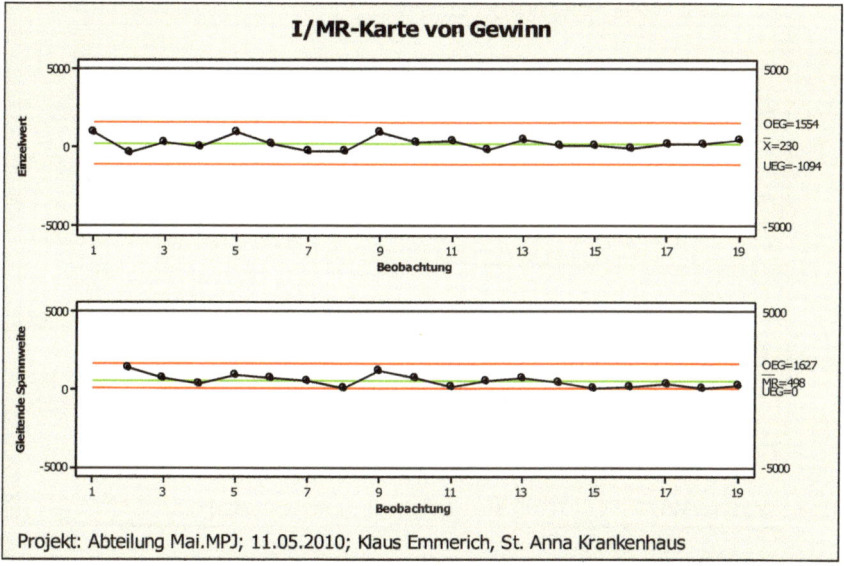

Abb. 18: Regelkarte zur Beurteilung der Prozessfähigkeit und Kontrolliorbarkeit, Z-DRGs

Moderates Beispiel:
Fachabteilung Hals/Nasen/Ohren Prozessfähigkeit ja (roter Bereich), außer Kontrolle (schwarzer Bereich)

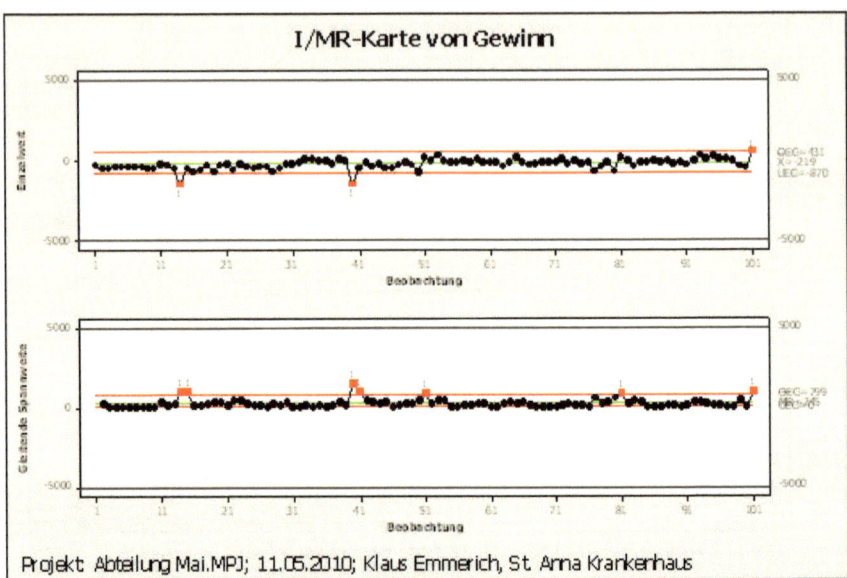

Abb. 19: Regelkarte zur Beurteilung der Prozessfähigkeit und Kontrollierbarkeit Fachabteilung Hals/Nasen/Ohren

Negatives Beispiel:
Fachabteilung Chirurgie: keine Prozessfähigkeit (schwarzer Bereich), außer Kontrolle (roter Bereich)

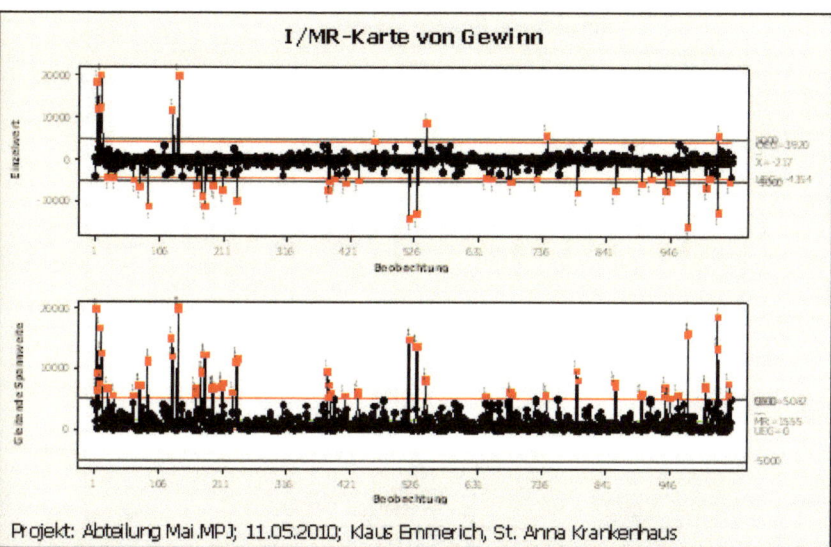

Abb. 20: Regelkarte zur Beurteilung der Prozessfähigkeit und Kontrollierbarkeit Fachabteilung Chirurgie

Für eine reine Datenvalidierung wurden die Prozessfähigkeit und die Kontrollierbarkeit des Prozessablaufs über alle zurück gestellt. Es war unter den in Kapitel 4 und 5 genannten Voraussetzungen nicht zu erwarten, dass sich alle deutlich unterschiedlichen Behandlungsprozesse kalkulatorisch in vergleichbare Kosten und Gewinne bzw. Verluste darstellen lassen. Hier wäre – im Anschluss an eine Datenvalidierung – nach Methoden zur Segmentierung zu kalkulierender Behandlungsprozesse zu suchen.

Die Streuung der Gewinne aller kalkulierten DRG des Krankenhauses (hier dargestellt für DRG-Gruppen) war demnach beachtlich:

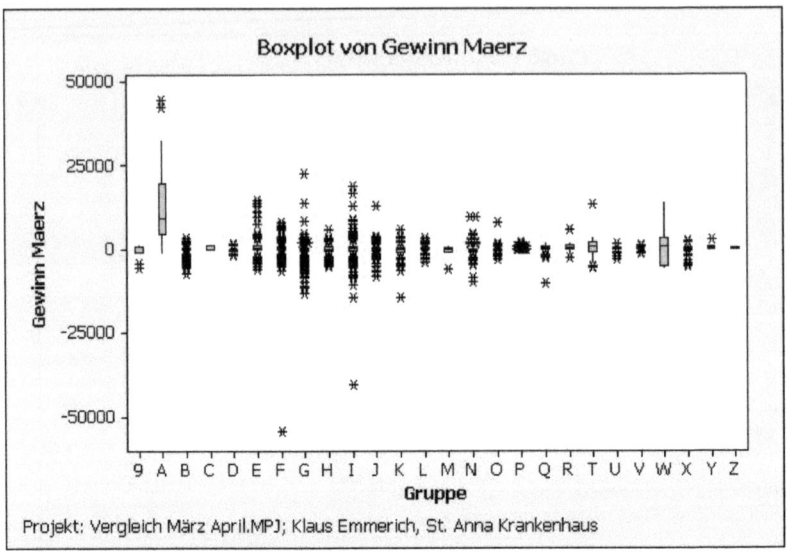

Abb. 21: Boxplot zur Darstellung der Streuung von Gewinnen und Verlusten nach DRG-Gruppen

Über alle DRG des Hauses gab es Ausreißer mit Verlusten bis zu -54 Tsd. und Kosten bis zu 62 Tsd. € sowie Minuskosten bis zu -8 Tsd. €.

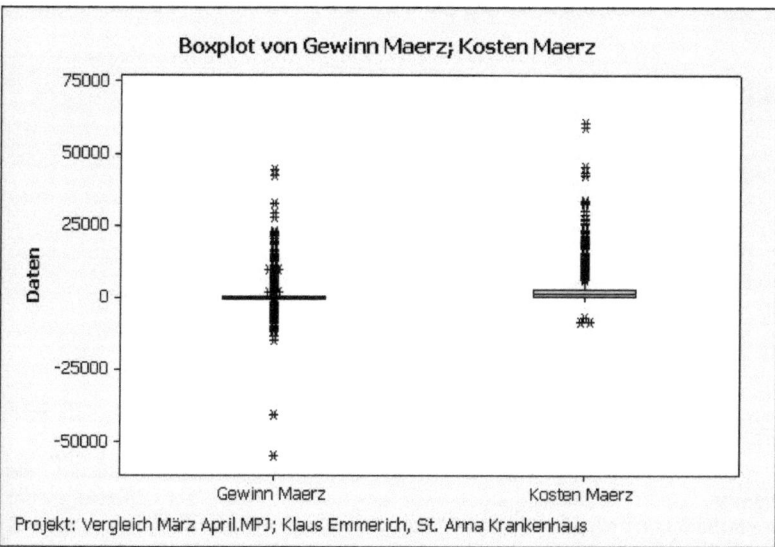

Abb. 22: Boxplot zur Darstellung der Streuung von Gewinnen und Verlusten im gesamten Krankenhaus über alle DRG und alle DRG-Gruppen

Minuskosten bzw. außergewöhnlich hohe Kosten mit ihren Auswirkungen auf hohe streuende Gewinne oder Verluste legten nahe, dass es zwar eine vollständige Patientenkalkulation über alle Patienten des Krankenhauses gab, diese aber – was die Ausreißer betrifft – fehlerhafte Kalkulationsgrundlagen enthielten. Die Entscheidung lautete:

Die betreffenden Ausreißer-Patienten und deren Inputfaktoren (Kalkulationsgrundlagen) werden detailliert untersucht. Mögliche Fehlerquellen werden systematisch erhoben.

625) Analyse

Festgestellt wurden in einer Untersuchung der etwa Top-20-Ausreißer-Patienten folgende Fehlerquellen:

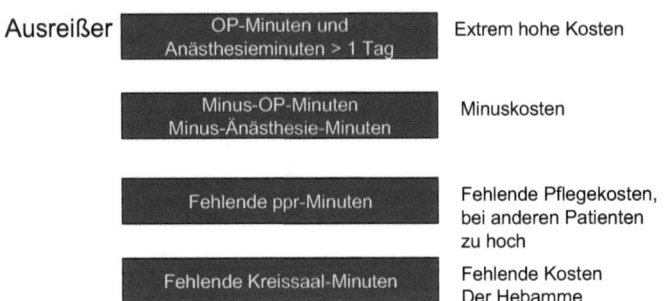

Ausreißer — OP-Minuten und Anästhesieminuten > 1 Tag — Extrem hohe Kosten

Minus-OP-Minuten Minus-Änästhesie-Minuten — Minuskosten

Fehlende ppr-Minuten — Fehlende Pflegekosten, bei anderen Patienten zu hoch

Fehlende Kreissaal-Minuten — Fehlende Kosten Der Hebamme

Abb. 23 Störfaktoren in der prozessorientierten INEK-Kostenträgerrechnung

Ziel des ersten Teilprojektes war in Folge der möglichen Fehlerquellen die Datenvalidierung. Unter Testbedingungen wurden Auswertungen zur Ermittlung der Störgrößen erarbeitet und einzelne Testdaten korrigiert. Zu klären war die Frage, inwieweit die Bereinigung der bisher erkannten Störgrößen die Patientenkalkulation signifikant verändern würde, und das dauerhaft. Ausgeschlossen werden sollte, dass mögliche andere Störfaktoren entscheidenderen Einfluss haben. Nur eine statistisch nachweisbare dauerhafte Veränderung der Patientenkalkulation hätte den Aufwand von flächendeckenden Korrekturen und organisatorischen Maßnahmen zur Datenvalidierung gerechtfertigt. Deshalb sollten die korrigierten Daten der ersten Jahreshälfte hinsichtlich nachhaltiger Veränderungen überprüft werden, bevor in der zweiten Jahreshälfte organisatorische (regelmäßige Korrekturläufe) und technische Maßnahmen (Auswertungen) dauerhaft als Prozess implementiert wurden.

SixSigma zur Optimierung der Kostenträgerrechnung in Krankenhäusern und Rehabilitationseinrichtungen

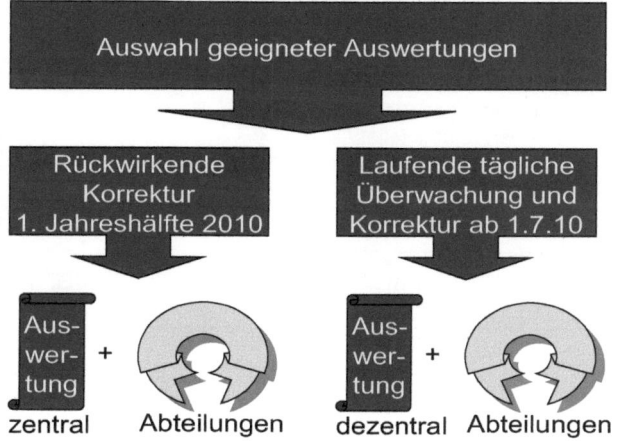

Abb. 24: Geplante Maßnahmen zur Datenvalidierung

626) Improve

Die erkannten Fehler wurden zunächst systematisch bewertet und erforderliche Maßnahmenbündel für Kontrollauswertungen und anschließende Korrekturen in einer Fehler-Möglichkeiten und Einfluss-Analyse abgeleitet:

Fehler-Möglichkeiten und Einfluss-Analyse

☐ Neu-Teil / Ablauf ☐ Optimierungsanalyse
☐ Konstruktions-FMEA ☐ Prozess-FMEA

Teil-Benennung:
Modell / System / Fertigung:
Teil-Nummer:
Bestätigung durch betroffene Abteilungen und/oder Lieferanten — Name / Abt. / Lieferant — Name / Abt. / Lieferant
Erstellt durch (Name / Abt.): Klaus Emmerich
Datum: Überarbeitet (Datum)

Bezeichnung zu System Produkt Prozess	Potentielle Fehler	Potentielle Folgen des Fehlers	Sicherheitsrelevant (j/n)	Potentielle Fehlerursachen	DERZEITIGER ZUSTAND: Vorgesehene Prüfmaßnahmen	Auftreten	Bedeutung	Entdeckbarkeit	Risiko-Prioritätszahl (RPZ)	Empfohlene Abstellmaßnahme	Verantwortlichkeit	VERBESSERTER ZUSTAND: Getroffene Maßnahmen	Auftreten	Bedeutung	Entdeckbarkeit	Risiko-Prioritätszahl (RPZ)
Anästhesie	OP-Zeit > 1Tag	extreme OP-Kosten	n	unsaubere Dokument.	DRG-Kostenträgerrech.	3	10	8	240	Einmalige manuelle Datenkorrektur, unterjährige Korrektur auf Basis der OP-Fehlerliste, Vereinbarung Anästhesie-Team und OP-Koordinator: Liste 2 mal wöchentlich + Korrektur	Emmerich	Information OP-Abt., Korrektur der Daten	1	10	1	10
Operationen	Anästh.-Zeit > 1 Tag	extreme Anästh.-Kosten	n	unsaubere Dokument.	DRG-Kostenträgerrech.	3	10	8	240	Einmalige manuelle Datenkorrektur, unterjährige Korrektur auf Basis der OP-Fehlerliste, Vereinbarung Anästhesie-Team und OP-Koordinator: Liste 2 mal wöchentlich + Korrektur	Emmerich	Information OP-Abt., Korrektur der Daten	1	10	1	10
Anästhesie	OP-Zeit < -1 Tag	Minuskosten OP	n	unsaubere Dokument.	DRG-Kostenträgerrech.	3	10	8	240	Einmalige manuelle Datenkorrektur, unterjährige Korrektur auf Basis der OP-Fehlerliste, Vereinbarung Anästhesie-Team und OP-Koordinator: Liste 2 mal wöchentlich + Korrektur	Emmerich	Information OP-Abt., Korrektur der Daten	1	10	1	10
Operationen	Anästh.-Zeit < -1 Tag	Minuskosten Anästhesie	n	unsaubere Dokument.	DRG-Kostenträgerrech.	3	10	8	240	Einmalige manuelle Datenkorrektur, unterjährige Korrektur auf Basis der OP-Fehlerliste, Vereinbarung Anästhesie-Team und OP-Koordinator: Liste 2 mal wöchentlich + Korrektur	Emmerich	Information OP-Abt., Korrektur der Daten	1	10	1	10
Operationen	OP erst ab >= 3 Tage	Sonstige Minuskosten	n	Fehleinstellungen in Kostenträgerrechnung	DRG-Kostenträgerrech.	3	10	5	150	Internes Audit des QMK-Teams, Korrektur	Emmerich, Poeplau, Böckmann	Veränderung der Verrechnungsparameter	1	10	2	20
Diagnosen	keine ppr	keine Pflegekosten	n	fehlende ppr-Minuten bei einzelnen Patienten	DRG-Kostenträgerrech.	3	10	8	240	unterjährige Korrektur auf Basis der ppr-Mahnliste, Zielvereinbarung Stationsleitungen	Ganzmann	Information Pflege, Korrektur der Daten	1	10	1	10
Diagnosen	keine ppr	hohe Pflegekosten	n	anteilig zu viele ppr-Minuten bei anderen Patienten	DRG-Kostenträgerrech.	3	10	8	240	Datenkorrektur unterjährige Korrektur auf Basis der ppr-Mahnliste, Zielvereinbarung Stationsleitungen	Ganzmann	Information Pflege, Korrektur der Daten	1	10	1	10
Entlassung	Verweildauer > Mi VWD	hohe Prozesskosten	n	späte Diagnosen, späte hausinterne Verlegungen	DRG-Kostenträgerrech.	3	10	10	300	Zielvereinbarung Chefärzte	Ganzmann	Vorhandene Liste: Patienten mit Ist-VWD > Mi VWD täglich nutzen	2	10	3	60
Entbindungen	keine Kreissaalminuten	Hebammen werden nicht verrechnet	n	keine Kreissaalminuten	DRG-Kostenträgerrech.	3	10	10	300	Monatliche Auswertung und Nacherfassung durch Hebammen	Hebamme Fr. Jameson	Information der Hebammen	1	10	10	100
Alle Prozesse	Erfassungsfehler	fehlende Pflegekosten Entbindung	n	fehlende Kreissaalminuten	DRG-Kostenträgerrech.	5	5	8	200	Einmalige manuelle Datenkorrektur, Schulung Hebammen ACCESS-Kontrollabfragen	Ganzmann	Information Hebammen, Korrektur der Daten	1	5	1	5
		Ausreißerkosten	n	unsaubere Dokumentation	Minuskostenarten, Minuskostenstellen	2	7	8	112	Schulung Leistungserbringer, ACCESS-Kontrollabfragen	Ganzmann	Information der Leistungserbringer	1	7	3	21
		Ausreißerkosten	n	Fehleinstellungen in Kostenträgerrechnung	DRG-Kostenträgerrech.	3	10	5	150	Unternehmensberater, Korrektur	Poeplau, Böckmann	Veränderung der Verrechnungsparameter	1	10	2	20
		vgl. FMEA8, S. 21							0							0
									0							0
									0							0
									0							0
									0							0
									0							0

Auftreten		Bedeutung Auswirkung aus der Sicht des Kunden		Entdeckbarkeit vor Auslieferung an Kunden	
kein	1	nicht wahrnehmbar	1	hoch	1
sehr gering	2 - 3	geringe Auswirkungen	2 - 3	mäßig	2 - 5
gering	4 - 6	mäßig schwere Auswirkungen	4 - 6	gering	6 - 8
mäßig	7 - 8	schwere Auswirkungen	7 - 8	sehr gering	9
hoch	9 -10	äußerst schwere Auswirkungen	9 -10	unwahrscheinlich	10

Abb. 25: Fehler-Möglichkeiten und Einfluss-Analyse

SixSigma zur Optimierung der Kostenträgerrechnung in Krankenhäusern und Rehabilitationseinrichtungen

Zeitraum Januar bis März 2009:

In einem Datenerhebungsplan wurde anschließend festgelegt, mit welchen statistischen SixSigma-Werkzeugen die erzielten Veränderungen zu untersuchen waren:

Datenerhebungsplan
Six Sigma Projekt

Prozess:	Patientenkalkulation stationäre Patientenbehandlung						
1: Fragen/Hypothesen aufstellen.	2: Daten und Datenart	3: operationale Definition	4: Konsistenz der Daten	5. Messung	6. Menge und Zeitpunkt	7. Analyse-Werkzeuge
1 Es gibt einzelne Ausreißer-Kostenartengruppen, die auf falsche Prozesse hinweisen	Kostenträgerrechnung auf Patientenebene nach DRG		Jahr 2009, KMS-Daten	INEK-Standard, Gefahr = Fehlerfassung	Patienten mit Verlusten > 5 Tsd	alle Patienten mit Verlust	Streudiagramm, Boxplot, Regelkarte, Korrelations-analyse
2 Es gibt einzelne Ausreißer-Kostenstellen, die auf falsche Prozesse hinweisen	Kostenträgerrechnung auf Patientenebene nach DRG		Jahr 2009, KMS-Daten	INEK-Standard, Gefahr = Fehlerfassung	Patienten mit Verlusten > 5 Tsd	alle Patienten mit Verlust	Streudiagramm, Boxplot, Regelkarte, Korrelations-analyse
3 Fehlzeiten im OP durch Falscherfassung	Kostenträgerrechnung auf Patientenebene nach Kostenstelle OP und Kostenart PK Ärzte/PK Pflege		Jahr 2009, KMS-Daten	INEK-Standard, Gefahr = Fehlerfassung	Patienten mit Verlusten > 5 Tsd	alle Patienten mit Verlust	Streudiagramm, Boxplot, Regelkarte, Korrelations-analyse
4 Abhängigkeit Hdiag / Verlust	Kostenträgerrechnung auf Patientenebene nach DRG		Jahr 2009, KMS-Daten	INEK-Standard, Gefahr = Fehlerfassung	Patienten mit Verlusten > 5 Tsd	alle Patienten mit Verlust	Boxplot, Sixpack, Multi-Varia-Bild
5 Abhängigkeit DRG / Verlust	Kostenträgerrechnung auf Patientenebene nach DRG		Jahr 2009, KMS-Daten	INEK-Standard, Gefahr = Fehlerfassung	Patienten mit Verlusten > 5 Tsd	alle Patienten mit Verlust	Boxplot, Sixpack, Multi-Varia-Bild
6 Abhängigkeit Anzahl Ndiag / Verlust	Kostenträgerrechnung auf Patientenebene nach DRG		Jahr 2009, KMS-Daten	INEK-Standard, Gefahr = Fehlerfassung	Patienten mit Verlusten > 5 Tsd	alle Patienten mit Verlust	Korrelations-analyse, Matrix-Plot
7 Abhängigkeit Anzahl OPS / Verlust	Kostenträgerrechnung auf Patientenebene nach DRG		Jahr 2009, KMS-Daten	INEK-Standard, Gefahr = Fehlerfassung	Patienten mit Verlusten > 5 Tsd	alle Patienten mit Verlust	Korrelations-analyse, Matrix-Plot
8 Abhängigkeit Verweildauer / Verlust	Kostenträgerrechnung auf Patientenebene nach DRG		Jahr 2009, KMS-Daten	INEK-Standard, Gefahr = Fehlerfassung	Patienten mit Verlusten > 5 Tsd	alle Patienten mit Verlust	Korrelations-analyse, Matrix-Plot

Abb. 26: Datenerhebungsplan

Auf den ersten Blick veränderte sich die Streuung der Gewinne, Verluste und Kosten der gleichen Ausreißer-Patienten, Zeitraum Januar bis März 2009, deutlich:

Maßnahmen gegen Ausreißer: kurzfristig, manuelle Datenkorrektur

Defizitpatienten > 5.000, extrem hohe Verluste

März

Fallnummer	Name	DRG	CM eff.	CM rel.	Gewinn
410177		F13B	1,718	1,718	
400657		I29Z	1,081	1,081	-40574,75
402314		I13A	2,223	2,223	-14558,07
420150		K01C	4,326	2,436	-14459,75
420919		G23A	0,833	0,833	-13192,07
420383		G16B	4,093	3,757	-11510,83
411200		G12B	2,565	1,825	-10952,98
406901		I68B	0,939	0,939	-10740,72
421327		Q02A	2,461	2,461	-10260,57
403494		G18B	3,225	2,541	-9722,51

Defizitpatienten > 5.000, Verluste niedriger

Mai

Fallnummer	Name	DRG	CM eff.	CM rel.	Gewinn
420150		K01C	4,389	2,436	-15628,21
420383		G16B	4,093	3,757	-14621,56
406901		I68B	0,939	0,939	-13548,85
421327		Q02A	2,461	2,461	-12777,28
404418		I98Z	7,118	7,118	-12721,62
411200		G12B	2,565	1,825	-11840,7
403494		G18B	3,225	2,541	-11646,98
407782		G77Z	1,839	1,839	-11596,92
409488		G02Z	4,198	3,486	-10781,05
407370		G33Z	7,805	7,805	-9359,97

Abb. 27: Veränderung der Kosten der Ausreißer-Patienten

Zur statistischen Bewertung der Veränderungen wurde folgende zentrale These aufgestellt:

Maßnahmen gegen Ausreißer: kurzfristige Datenkorrektur 2009, 1. Quartal:

Ho-Hypothese: Die Gewinnermittlung hat sich durch die manuelle Datenkorrektur nicht signifikant verändert.

Ha-Hypothese: Die Gewinnermittlung hat sich durch die manuelle Datenkorrektur signifikant verändert.

Statistische Prüfung: Da keine Normalverteilung der Daten vorlag:
- Streuung des Gewinns: Test auf 2 gleiche Varianzen, Gewinn vor nach manueller Datenkorrektur, sortiert nach Fachabteilung und MDC (DRG-Gruppe)
- Mittelwert Gewinn: T-Test mit 2 Stichproben.

Der Test auf 2 gleiche Varianzen ergab einen P-Wert < 0,05, was konkret bedeutet:

Es besteht eine signifikant unterschiedliche Streuung der Gewinne nach manueller Korrektur der Daten im ersten Quartal.

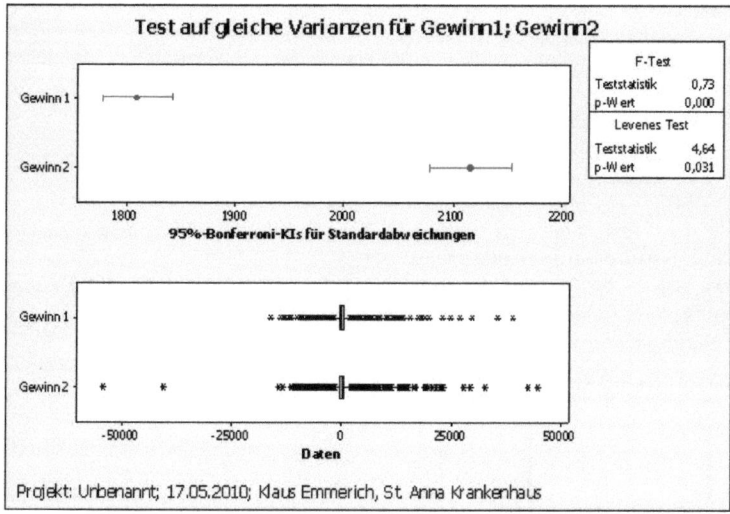

Abb. 28: Test auf 2 gleiche Varianzen

Der T-Test, 2 Stichproben: 95%-Wahrscheinlichkeit ergab ebenfalls einen P-Wert < 0,05, was konkret bedeutet:

Es besteht ein signifikant unterschiedlicher Mittelwert der Gewinne nach manueller Korrektur der Daten im ersten Quartal.

```
SE des
                N    Mittelwert  StdAbw  Mittelwerts
Gewinn         7748      43       1810       21
Gewinn2        7748     236       2115       24
Differenz = Mü (Gewinn) - Mü (Gewinn2) Schätzwert für Differenz: -192,9
95%-KI für Differenz: (-254,9; -130,9)
t-Test der Differenz = 0 (im Vergleich zu nicht =): t-Wert = -6,10  p-Wert = 0,000  DF= 15132
```

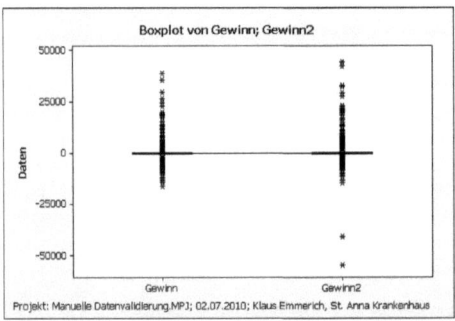

Abb. 29: T-Test mit einer Wahrscheinlichkeit von 95%

Im dargestellten Beispiel konnte also eine nachhaltige Veränderung der kalkulierten stationären Patientengewinne durch die eingeleitete Datenvalidierung nachgewiesen werden. Signifikant verbessert haben sich:

der durchschnittliche Gewinn aller stationären Patienten
die Streuung der Patientengewinne und -verluste.

Aufgrund des Nachweises war eine flächendeckende rückwirkende Korrektur der Patientendaten für das 1. Quartal 2009 gerechtfertigt. Zusätzlich wurden organisatorische Maßnahmen zur dauerhaften Überwachung und ggf. Korrektur invalider Patientendaten implementiert, insbesondere wurden Zielvereinbarungen mit den Abteilungen über die Kontrolle und Korrektur nicht validierter Daten abgeschlossen. Diese galten dann ab dem 2. Quartal 2009 dauerhaft.

SixSigma zur Optimierung der Kostenträgerrechnung in Krankenhäusern und Rehabilitationseinrichtungen

Konkret eingeführt wurden OP-Auswertungen über unplausibel erfasste OP-Zeiten (Minuszeiten und Mehrtageszeiten):

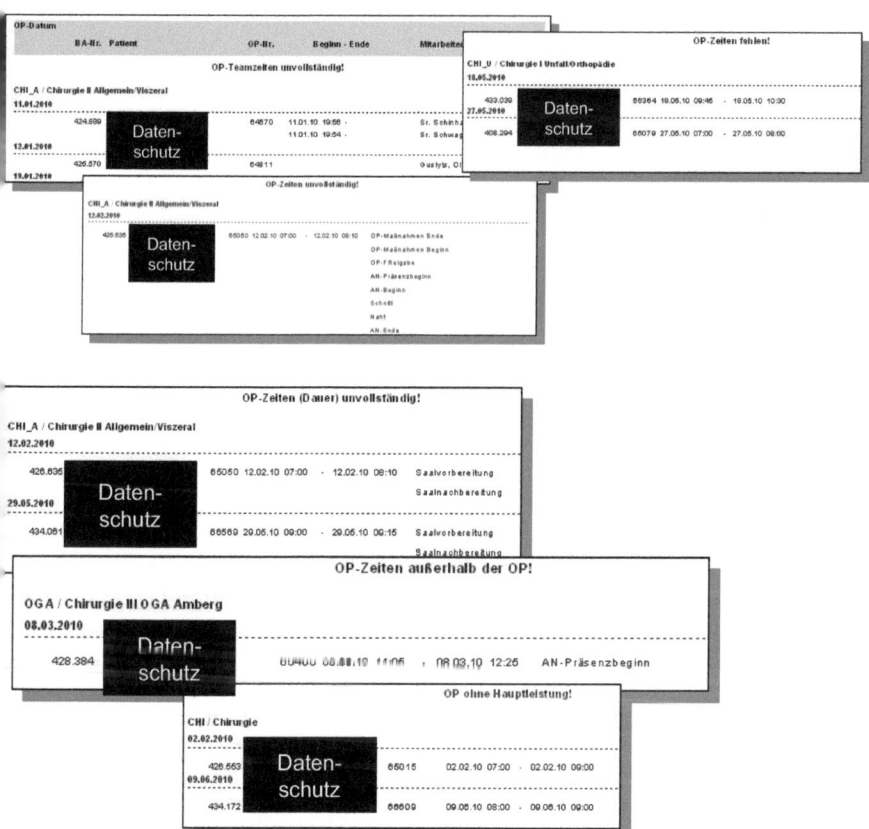

Abb. 30: OP-Auswertungen

SixSigma zur Optimierung der Kostenträgerrechnung in Krankenhäusern und Rehabilitationseinrichtungen

Ebenfalls eingeführt wurden Auswertungen über nicht erfasste ppr-Minuten zur Bewertung der Pflegekosten eines Patienten:

PPR-Mahnliste

Abb. 31: ppr-Auswertung: gewichtete Pflegeminuten

Schließlich wurden noch Daten über nicht erfasste Kreissaalminuten für Entbindungen zwecks Bewertung der Hebammen-Kosten implementiert:

IKMndt	PANr	Katalog	Anzahl	GrouperTyp	PAT_Art	DRG	A_Dat	E_Dat	E_KSTStat_Kurz
01	426810			A	S	O01H	02-Feb-10	06-Feb-10	ST_GYN_HNO
01	425607			A	S	O01H	12-Jan-10	15-Jan-10	ST_GYN_HNO
01	426144			A	S	O01H	21-Jan-10	25-Jan-10	ST_GYN_HNO
01	426488			A	S	O01H	02-Feb-10	08-Feb-10	ST_GYN_HNO
01	426675			A	S	O01F	28-Jan-10	02-Feb-10	ST_GYN_HNO
01	426691			A	S	O01D	29-Jan-10	05-Feb-10	ST_GYN_HNO
01	424885			A	S	O01E	29-Dez-09	04-Jan-10	ST_GYN_HNO
01	426796			A	S	O01G	02-Feb-10	07-Feb-10	ST_GYN_HNO
01	432624			A	S	O01H	03-Mai-10	08-Mai-10	ST_GYN_HNO
01	426856			A	S	O01H	05-Feb-10	10-Feb-10	ST_GYN_HNO
01	430264			A	S	O01F	28-Mrz-10	01-Apr-10	ST_GYN_HNO
01	430640			A	S	O01F	03-Apr-10	09-Apr-10	ST_GYN_HNO
01	431388			A	S	O02B	14-Apr-10	19-Apr-10	ST_GYN_HNO
01	431595			A	S	O01F	17-Apr-10	22-Apr-10	ST_GYN_HNO
01	432156			A	S	O01H	06-Mai-10	11-Mai-10	ST_GYN_HNO
01	426722			A	S	O60C	31-Jan-10	01-Feb-10	ST_GYN_HNO

Abb. 32: Fehlende Kreissaalminuten

627) Control

Für den Gesamtzeitraum 1. Halbjahr 2009 wurden die Untersuchung des Tests auf 2 gleiche Varianzen und der T-Test wiederholt.

Ho-Hypothese: Die Gewinnermittlung hat sich durch die manuelle Datenkorrektur nicht signifikant verändert.
Ha-Hypothese: Die Gewinnermittlung hat sich durch die manuelle Datenkorrektur signifikant verändert.

Statistische Prüfung:
- keine Normalverteilung
- Streuung Gewinn: Test auf 2 gleiche Varianzen, Gewinn vor nach manueller Datenkorrektur, sortiert nach Fachabteilung und MDC (DRG-Gruppe)
- Mittelwert Gewinn: T-Test mit 2 Stichproben

Der Test auf 2 gleiche Varianzen ergab einen P-Wert < 0,05, was konkret bedeutet:

Es besteht eine signifikant unterschiedliche Streuung der Gewinne nach manueller Korrektur der Daten im ersten Quartal.

Test auf gleiche Varianzen: Gewinn alt; Gewinn neu

95%-Bonferroni-KIs für Standardabweichungen
                N   Untergrenze   StdAbw   Obergrenze
Gewinn alt   3414   2095,51   2152,41   2212,37
Gewinn neu   3414   1911,77   1963,68   2018,38

F-Test (Normalverteilung)
Teststatistik = 1,20; p-Wert = 0,000
Levenes Test (beliebige stetige Verteilung)
Teststatistik = 6,20; p-Wert = 0,013

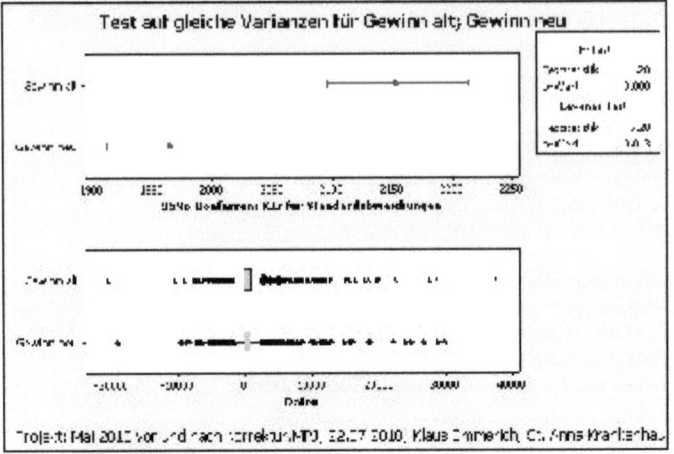

Abb. 33: Test auf 2 gleiche Varianzen, 1. Jahreshälfte 2009

Der T-Test, 2 Stichproben: 95%-Wahrscheinlichkeit ergab ebenfalls einen P-Wert < 0,05, was konkret bedeutet:

Es besteht ein signifikant unterschiedlicher Mittelwert der Gewinne nach manueller Korrektur der Daten in der ersten Jahreshälfte.

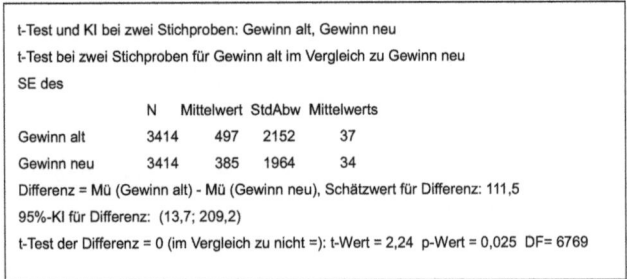

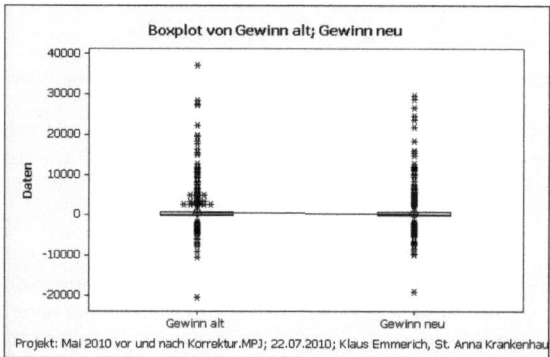

Abb. 34: T-Test für die erste Jahreshälfte.

628) Schlussfolgerungen

Was sind die Haupterkenntnisse des Projektes SixSigma? Die Ergebnisse der Patientenkalkulation sind entscheidend von der Genauigkeit der Datenerhebung abhängig. Vielen Krankenhäusern ist nicht bewusst, dass die von Mitarbeitern erfassten kostenrelevanten Daten zum Teil fehlerhaft sind und zu Fehlschlüssen führen. Mit Hilfe von SixSigma-Analysen wurden diese Fehlerquellen erkannt, beseitigt und damit die Kalkulationsdaten statistisch nachhaltig verändert.

Eine weitere Erkenntnis ist der statistisch nachweisbare Einfluss der krankenhausindividuellen Verweildauer auf die Gewinne bzw. Verluste einzelner Behandlungen. Hier konnte eine Korrelationsanalyse den eindeutigen Zusammenhang zwischen der krankenhausindividuellen Verweildauer und den INEK-Kosten in folgender Weise feststellen:

Istkosten / INEK-Kosten ⇔ Ist-Verweildauer / INEK-Verweildauer

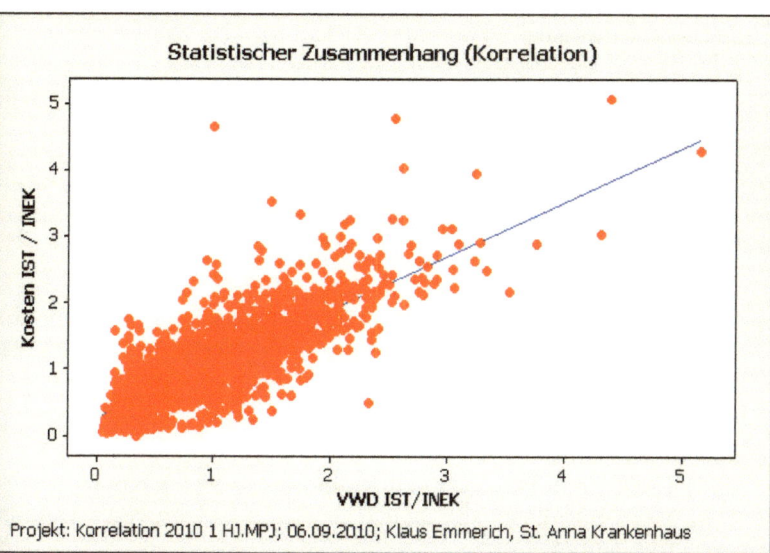

Abb. 35 Grafische Darstellung der Korrelation

Folgen dieser Erkenntnis

- Trotz aller Differenziertheit der INEK-Kostenträgerrechnung hat die Verweildauer vorherrschenden Einfluss auf die ökonomische Verbesserung der Patientenprozesse.
- Ziel bei der weiteren ökonomischen Untersuchung der Patientenprozesse ist deshalb vorrangig eine intelligente Untersuchungs- und Behandlungsfolge mit der Vorgabe einer minimalen Verweildauer.

Es sei darauf verwiesen, dass die gleichen Untersuchungen mit vergleichbaren Ergebnissen in einem zweiten Krankenhaus des Kommunalunternehmens, namentlich der St. Johannes Klinik stattfanden.

619) Weitere Planungen

An dieser Stelle wird ein weiteres SixSigma-Projekt ansetzen. Die Werkzeuge für die Untersuchung der Behandlungsprozesse wurden gemeinsam mit dem Softwarehersteller KMS modifiziert. Grafische Aufbereitungen erleichtern die Ursachenanalyse für zeitaufwendige Patientenprozesse:

Es ist nun geplant, die defizitärsten DRG und defizitärsten kalkulierten Patienten des St. Anna Krankenhauses detaillierter zu untersuchen und Vorschläge hinsichtlich einer Verkürzung des Untersuchungs- und Behandlungsprozesse zu erarbeiten. Hierzu werden die Patientenprozesse in chronologischer Reihenfolge einschließlich der entstehenden Kosten dargestellt.

Mit Hilfe der SixSigma-Methode wird sich das St. Anna Krankenhaus auf signifikant, d.h. statistisch nachhaltig nachweisbare Prozesseinflüsse zur Verkürzung der Verweildauer konzentrieren und diese anschließend umsetzen.

62) Projekt 2: Aufwand für detailliertere Kostenermittlung in einem kleinen Krankenhaus der Grundversorgung

621) Besonderheiten der Kostenträgerrechnung nach dem INEK-Kalkulationshandbuch in einem kleinen Krankenhaus der Grundversorgung

Bezüglich der Struktur der Kostenträgerrechnung wird auf Kapitel 611) verwiesen. Auch die St. Johannes Klinik nahm 2009 erstmals an der Kalkulation nach dem INEK-Kalkulationshandbuch V. 3.0 teil.

Allerdings lagen – im Gegensatz zum St. Anna Krankenhaus – in der St. Johannes Klinik keine detaillierten Leistungsaufschreibungen im Klinik-Informationssystem für diagnostische und therapeutische Abteilungen vor.

Die Leistungen diverser Abteilungen wurden geschätzt. Die erste Dateneinreichung beim INEK-Institut ergab eine Fehlerquote (technische Fehler) zzgl. Hinweisquote (gegenüber vergleichbaren Krankenhäusern zu hohe bzw. zu niedrige Kostenblöcke) von insgesamt 97,50% aus.

SixSigma zur Optimierung der Kostenträgerrechnung in Krankenhäusern und Rehabilitationseinrichtungen

Insbesondere im diagnostischen Bereich lag die Fehler- und Hinweisquote in Summe bei 22,25% aller Patienten:

7 Übersicht ökonomische Plausibilitätsprüfungen (vollstationäre Fälle)

IK:	260930130
Name:	St. Johannes Klinik
Ort:	Auerbach
Job-Nr:	905230

Gesamtzahl: 1.706

Prüfung	Fallzahl	Fallzahl HA	Fallzahl BA	Fehlermeldung / Hinweis
Kofa03	1.118	1.118	0	Nicht relevante Kostenmodule enthalten Kosten.
Infra18	245	245	0	Der Anteil der Kosten der Kostenartengruppe 7 (med. Infrastruktur) an den Gesamtkosten der
PD02	204	204	0	Die Tageskosten für den Pflegedienst in Kostenstellengruppe 1 (Normalstation, Modul 1, 2) erscheinen
Infra06	41	41	0	Der Anteil der Kosten der Kostenartengruppe 7 (med. Infrastruktur) an den Gesamtkosten der
Kard02	29	29	0	Die Gesamtkosten in den relevanten kardiologischen Kostenstellengruppen erscheinen unplausibel niedrig
Impl03	17	17	0	Bei kodiertem OPS für eine Implantation erscheinen die Implantatkosten (Kostenartengruppe 5) unplausibel
Infra07	14	14	0	Der Anteil der Kosten der Kostenartengruppe 8 (nicht med. Infrastruktur) an den Gesamtkosten der Kostenstellengruppe 1 (Normalstation) erscheint unplausibel.
Medb10	11	11	0	Der Fall enthält keine Kosten für übrig. Medzin. Bedarf (Kostenartengruppe 6a und 6b) - nicht geprüft
Int05	6	6	0	Die Gesamtkosten in Kostenstellengruppe 2 (Intensivstation) erscheinen im Vergleich zu den dokumentierten Beatmungsstunden unplausibel niedrig bzw. fehlen ganz.
Blut02	5	5	0	Die Kosten für die Gabe von Blut im Kostenmodul 10 4b (Blutprodukte) erscheinen unplausibel
GK01	5	5	0	Die Gesamtkosten des Falls erscheinen auch unter Berücksichtigung der Gesamtkosten je Tag unplausibel. Ggf. vorhandene Kosten in der Kostenstellengruppe 3 (Dialyse) und im Modul 99_10 sind nicht
Arzn01	2	2	0	Die Gesamtkosten in Kostenstellengruppe 4a (Arzneimittel Gemeinkosten) erscheinen unplausibel hoch.
Blut04	2	2	0	Die Kosten für die Gabe von Blut im Kostenmodul 10 4b (Blutprodukte) erscheinen unplausibel.
Kard04	2	2	0	Für diesen Fall werden nur Implantatkosten in Kostenstellengruppe 7 (Kardiologie, Modul 7_5) ausgewiesen.
Mofa01	2	2	0	Der Fall weist in der auf Fallebene jeweils ausgewiesenen Kostenstellengruppe ausschließlich Kosten in
ÄD02	1	1	0	Die Tageskosten für den Ärztlichen Dienst auf Normalstation (Modul 1_1) erscheinen unplausibel.
KoSt1102	1	1	0	Bei vorhandenem OPS-Kode werden unplausibel niedrige bzw. keine Kosten in der Kostenstellengruppe 11
Medb04	1	1	0	Die kodierten Prozeduren gehen mit hohen medizinischen Sachkosten einher. Die Summe der Kosten in den relevanten Modulen erscheint hierfür unplausibel niedrig bzw. die Kosten fehlen.

Abb. 36: INEK-Fehler- und Hinweisprotokoll, Ausschnitt

Durch verbesserte Schätzverfahren wurden die Kalkulationsdaten 2009 von INEK letztlich akzeptiert. Basis der Schätzung waren die Krankheitsbilder der Patienten dokumentierte OPS-Codes über Eingriffe. OPS-Codes sind jedoch unvollständig und bilden nur diejenigen Leistungen der diagnostischen Abteilungen ab, die ggf. den Schweregrad einer DRG und damit den Umsatz beeinflussen. Auch enthalten OPS-Codes keine Angaben über die Anzahl der Eingriffe.

Im Jahr 2010 wurden die manuell dokumentierten Daten der Diagnostik nachträglich in das Klinik-Informationssystem erfasst.

Ziel der begrenzten Nacherfassung war die Klärung folgender Fragen:

- Lohnt sich der Aufwand einer zukünftigen dv-orientierten Dokumentation aller diagnostischen Aktivitäten?
- Werden die kalkulierten Kosten der Patienten durch eine solche dauerhafte elektronische Erfassung gegenüber Schätzverfahren signifikant verändert?

In verkürzter Form werden die Projektphasen nachfolgend dargestellt:

622) Projektphasen

Nachfolgend werden die Projektphasen dargestellt:

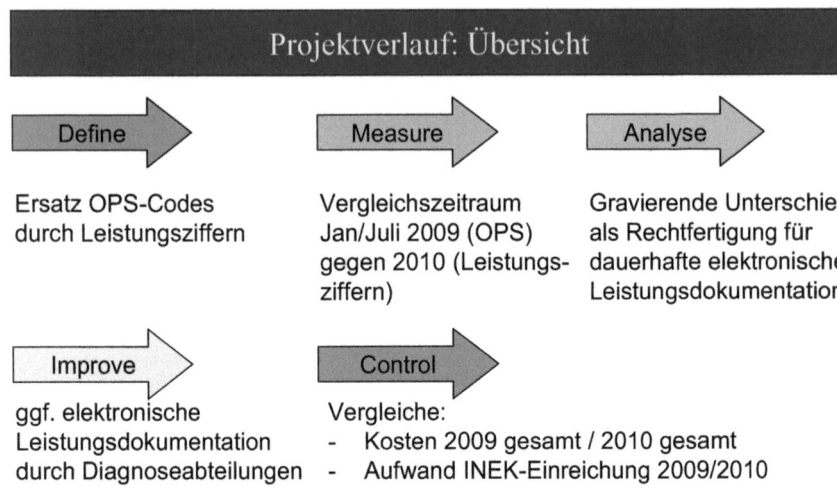

Abb. 37: Projektverlauf

623) Define

Es wird an dieser Stelle lediglich auf das Projektstatusblatt und den SIPOC der St. Johannes Klinik verwiesen. Zur Bedeutung vergleichen Sie bitte Kapitel 613).

SixSigma zur Optimierung der Kostenträgerrechnung in Krankenhäusern und Rehabilitationseinrichtungen

Projektstatusblatt - 1
Six Sigma Projekt

Projekttitel/-Thema	Verbesserung der stationären Patientenkalkulation im Diagnosebereich		x Kosten Wettbewerb	x Kunden Strategie
Bereich/Standort	St. Johannes Klinik	Abteilung	Innere Medizin	Projekt Nummer em-3
Prozess	Behandlungsprozess DRG-Patienten		Status-Datum	07.09.2010
Kunde(n) dieses Prozesses	Case-Management, Chefarzt, Controlling, Patient, diagnostische Abteilungen		Start-Datum	19.08.2010
Projektleiter	N.N	Projekt-Champion	N.N.	Projektabschluss-Datum (geplant)
Teammitglieder	N.N.			
Six Sigma Betreuuer	SixSigma TC GmbH	Projekt-Freigabe	N.N.	Controlling N.N.
Aktuelle Prozess-Beurteilung	Prozess ist in Kontrolle x Prozess ist nicht in Kontrolle		x Prozess ist fähig Prozess ist nicht fähig	

Genaue Problemdefinition: *"Was genau ist das Problem?"*

Die Verteilung der Kosten diagnostischer Abteilungen erfolgte grob nach unvollständigen OPS-Ziffern für: Kardiologie, Endoskopie, Ultraschall. Das INEK-Institut lehnte in der ersten Einreichung 2009 nahezu alle Daten ab. Anschließend wurden vorstellbare D

Projektziel: *"Was genau soll erreicht werden?"*

Exaktere Ermittlung der Kosten einer Patientenbehandlung in der Inneren Medizin, Verringerung der Fehlerquote bei der INEK-Einreichung 2010

Messgrößen:	Ausgangs-situation	Aktueller Stand	Ziel
Datum:			
Kosten je Patient, Diagnosekosten je Patient	Schätzung	exakt	
Diagnostische Kosten nur für untersuchte Patienten	Schätzung	exakt	
Fehlerquote der INEK-Fehler 2009: Infra18, Kard02	264		<100
Keine zu hohen Patientendefizite (überhöhte Pat.Kosten)			< % Tsd. €
Finanzieller Nutzen des Projekts			
Senkung Personalkosten für die Kosteneinreichung 2010			
2 Tage intern		0	534,00
1 Tag Unternehmensberater		0	1 Tsd.
Bessere Aufzeichnungsqualität, geringere Recherchen			
2 Tage intern		0	534,00

Herausforderungen

Unterschiedliche Behandlungsprozesse: Jeder Patient hat ein individuelles Krankheitsbild, sehr viele Einflussfaktoren, Verweildauer, Diagnosen, Prozeduren, Therapien, Krankheits-Mix, **es muss eine Ursachen-Kostenwirkungsabhängigkeit gefunden werden.**

Barrieren

Chefärzte und Leiter diagnostischer/therapeutischer Abteilungen betrachten ihre Behandlungen als "eigenes Hoheitsgebiet" und wehren sich gegen eine dv-technische, überwachungsfähige Leistungsdokumentation.

Projektstatusblatt - 2
Six Sigma Projekt

Zeitlicher Ablauf des Projekts

Wichtige Meilensteine in der Phase "DEFINE"	Verantwortlich	Status	Termin
1. Definition Projektthema	N.N.	abgeschlossen	19.08.2010
2. Quantifizierung Projektziel	N.N.	abgeschlossen	19.08.2010
3. Abschätzung Projektrisiken / Barrieren	N.N.	abgeschlossen	19.08.2010
4.			
5.			

Wichtige Meilensteine in der Phase "MEASURE"	Verantwortlich	Status	Termin
1. Alle Patienten mit Verlust >= 5 Tsd. €	N.N.	in Arbeit	30.08.2010
2. Kosten nach KA-/KSt-Gruppen: Ausreißer > 50%	N.N.	erledigt	20.05.2010
3. Ermittlung Ausreißer: Boxplot	N.N.	erledigt	23.03.2010
4. Unplausible Daten: -Minus/Mehrtages-OP	N.N.	erledigt	15.04.2010
5. Unplausibler Daten: Minuskosten	N.N.	erledigt	15.04.2010
6. Fehlende ppr-Minuten und Kreissaalminuten	N.N.	erledigt	07.05.2010
7.			
8.			

Wichtige Meilensteine in der Phase "ANALYSE"	Verantwortlich	Status	Termin
1. Prüfung Normalverteilung	N.N.	erledigt	20.05.2010
2. Prüfung Prozessfähigkeit	N.N.	erledigt	20.05.2010
3. Ermittlung Ausreißer: Boxplot	N.N.	erledigt	23.03.2010
4.			
5.			
6.			
7.			
8.			

Wichtige Meilensteine in der Phase "IMPROVE"	Verantwortlich	Status	Termin
1. Signifikante Veränderung der Gewinne gegen Verweild.09	N.N.	erledigt	13.07.2010
2. Signifikante Veränd. Kostenlst/INEK gegen Vwd IST/INEK 09	N.N.	erledigt	13.07.2010
3.			
4.			
5.			
6.			
7.			
8.			

Wichtige Meilensteine in der Phase "CONTROL"	Verantwortlich	Status	Termin
1. Signifikante Veränderung der Gewinne gegen Vwd 1HJ10	N.N.	erledigt	22.07.2010
2. Signif. Veränd. Kostenlst/INEK gegen Vwd IST/INEK 1HJ10	N.N.	erledigt	22.07.2010

Abb. 38: Projektstatusblatt

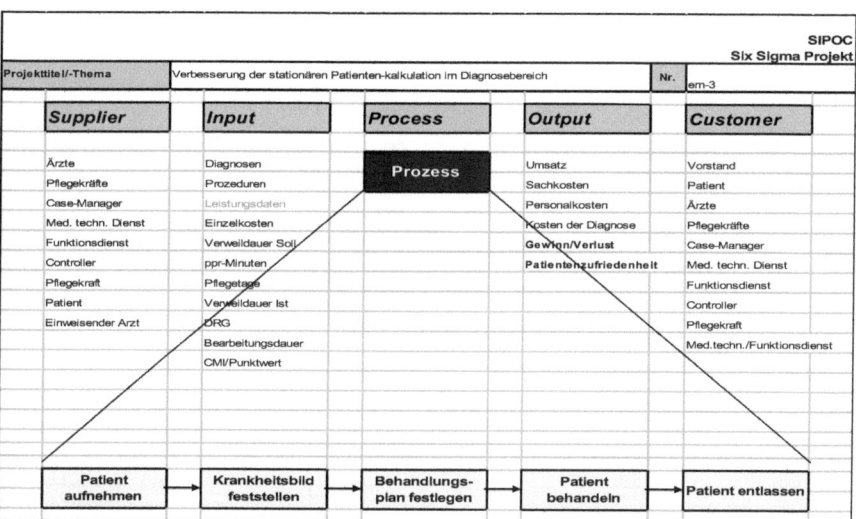

Abb. 39: SIPOC

624) Measure

Das Prozess-Mapping verdeutlicht einen im Vergleich zum größeren St. Anna Krankenhaus deutlich verschlankten Kalkulationsprozesse mit deutlich weniger relevanten Einflussgrößen.

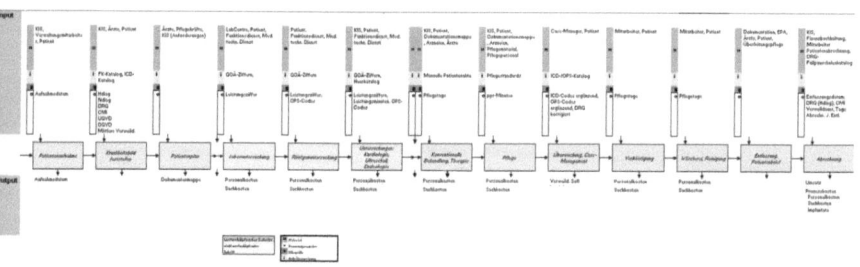

Abb. 40: Prozess-Mapping

In der C&E-Matrix wurden die Wichtigkeiten der Prozess-Inputfaktoren aus Kundensicht dargestellt (0 bis 10 Punkte) und mit dem geschätzten Einfluss auf den Prozess (hier die

Patientenkalkulation) gewichtet. In Frage gestellt waren lediglich die bisher geschätzten Einflussfaktoren der diagnostischen Abteilungen.

Cause and Effect Matrix

Datum:	07.09.2010	Projekt:	Verbesserung der stationären Patienten-kalkulation im Diagnosebereich
Abteilung:	Controlling	Teilnehmer:	N.N.

		Wichtigkeit für den Kunden	10	10	7	4	10	4						
	Prozess-Schritt	Prozess Input	Umsatz	Sachkosten	Personalkosten	Kosten Diagnose	Gewinn / Verlust	Pati. zufriedenheit						Gesamt
1	Patientenaufnahme													0
2	Laboruntersuchung	Leistungsziffer	0	10	10	10	7	4						296
3	Röntgenuntersuchung	OPS-Codes	4	4	4	4	4	4						180
4	Kardiologie	Leistungsziffer, bisher OPS	1	7	7	7	4	4						213
5	Endoskopie	Leistungsziffer, bisher OPS	4	1	1	1	1	4						87
6	Ultraschall	Leistungsziffer, bisher OPS	1	1	1	1	1	4						57

Abb. 41: C&E-Matrix

Es folgte die Erhebung der kalkulierten Patientenkosten aus der Kostenträgerrechnung und deren statistische Auswertung. Dabei wurde – aufgrund der sehr unterschiedlichen Erkrankungen, Nebenerkrankungen und Behandlungen der Patienten – erwartungsgemäß festgestellt, dass die erhobenen Patientenkosten bzw. die erhobenen Patientengewinne / -verluste nicht normalverteilt sind. Der p-Wert der erhobenen Daten war kleiner als 0,05.

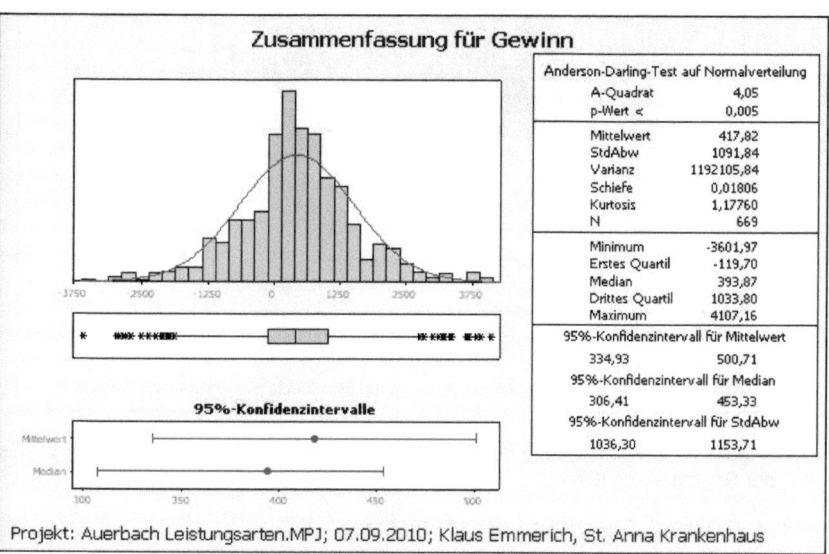

Abb. 42: Test auf Normalverteilung

Zusätzlich wurde anhand der Regelkarte festgestellt:

Der Prozess (hier die angestrebte Patientenkalkulation) ...

.. ist im Sinne der Zielsetzung prozessfähig (d.h. maximaler Patientenverlust = 5.000 €)
.. nicht unter Kontrolle, d.h. die Schwankungen der Gewinne und Verluste sind in einem nicht vertretbaren Rahmen, Störgrößen können in Gegenwart und Zukunft nicht ausgeschlossen werden.

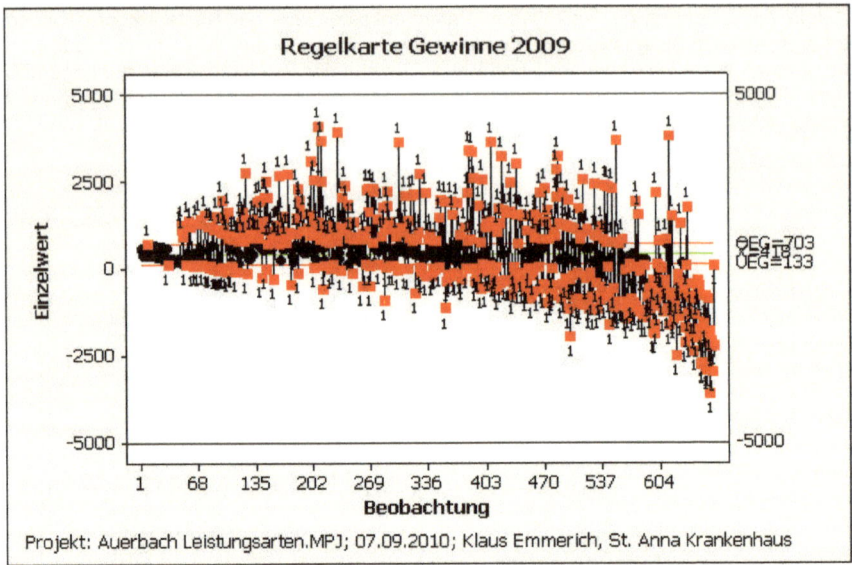

Abb. 43: Regelkarte zur Beurteilung der Prozessfähigkeit und Kontrollierbarkeit aller DRGs der St. Johannes Klinik.

Hinsichtlich der Interpretationen wird auf Kapitel 614 verwiesen.

625) Analyse

Die Problemstallung ungenauer Kosten war vorab bekannt: Für der Zeitraum Januar bis Juli 2010 waren – wie erwähnt – diagnostische Leistungen der Abteilungen ...

... Röntgen
... Kardiologie
... Endoskopie
... Ultraschall

lediglich manuell aufgezeichnet (Patientenakte). Hinsichtlich der Einwirkung auf die zu kalkulierenden Patientenkosten wurden sie in der Kostenrechnung lediglich geschätzt (OPS-Codes), Haupt- oder Nebenerkrankungen (ICD) mit im Regelfall erforderlichen Untersuchungen u.ä..

626) Improve

Im Klinik-Informationssystem wurden nun die diagnostischen Leistungen der Abteilungen ...

... Röntgen
... Kardiologie
... Endoskopie
... Ultraschall

anhand manueller Aufzeichnungen elektronisch nacherfasst.

Zu vergleichen waren nun – im Rahmen einer Vollerhebung – die kalkulierten Patienten 2009 (ohne Nacherfassung) und 2010 (mit Nacherfassung) für den gleichen Zeitraum.

Hierzu wurden im Rahmen der Fehler-Möglichkeiten- und Einflussanalyse die erforderlichen Abstellmaßnahmen (hier Nacherfassungen) abgeleitet.

SixSigma zur Optimierung der Kostenträgerrechnung in Krankenhäusern und Rehabilitationseinrichtungen

Abb. 44: Fehler-Möglichkeiten und Einfluss-Analyse

Ein detaillierter Datenerhebungsplan wurde abgeleitet:

Datenerhebungsplan
Six Sigma Projekt

Prozess: Verbesserung der stationären Patienten-kalkulation durch exakte Leistungserfassung

1: Fragen/Hypothesen aufstellen.	2: Daten und Datenart	3: operationale Definition	4: Konsistenz der Daten	5. Messung	6. Menge und Zeitpunkt	7. Analyse-Werkzeuge
1 Es gibt unvollständige und falsche Kostendaten für diagnostische Abteilungen: Röntgen	Kostenträgerrechnung auf Patientenebene nach DRG, Kostenstelle Röntgen	Jahr 2010, neu erfasste Leistungsdaten Krankenhaus-Informationssystem, Jahr 2009, 2010, KMS-Daten	INEK-Standard, Gefahr = unvollständige Erfassung *)	Jahr 2010, Jan-Juli, nach Leistungs-dokumentation	alle Patienten Jan-Juli 2010	Boxplot (attributiv/ **), Regelkarte, Test auf gleiche Varianzen, T-Test
2 Es gibt unvollständige und falsche Kostendaten für diagnostische Abteilungen: Kardiologie	auf Patientenebene nach DRG, Kostenstelle Sonstige Bereiche	Leistungsdaten Krankenhaus-Informationssystem, Jahr 2009, 2010, KMS-Daten	INEK-Standard, Gefahr = unvollständige Erfassung *)	Jahr 2010, Jan-Juli, nach Leistungs-dokumentation	alle Patienten Jan-Juli 2010	(attributiv), Regelkarte, Test auf gleiche Varianzen, T-Test
3 Es gibt unvollständige und falsche Kostendaten für diagnostische Abteilungen: Endoskopie	Kostenträgerrechnung auf Patientenebene nach DRG, Kostenstelle Enddoskopie	Jahr 2010, neu erfasste Leistungsdaten Krankenhaus-Informationssystem, Jahr 2009, 2010, KMS-Daten	INEK-Standard, Gefahr = unvollständige Erfassung *)	Jahr 2010, Jan-Juli, nach Leistungs-dokumentation	alle Patienten Jan-Juli 2010	Boxplot (attributiv), Regelkarte, Test auf gleiche Varianzen, T-Test
4 Es gibt unvollständige und falsche Kostendaten für diagnostische Abteilungen: Ultraschall	Kostenträgerrechnung auf Patientenebene nach DRG, Kostenstelle Sonstige Bereiche	Jahr 2010, neu erfasste Leistungsdaten Krankenhaus-Informationssystem, Jahr 2009, 2010, KMS-Daten	INEK-Standard, Gefahr = unvollständige Erfassung *)	Jahr 2010, Jan-Juli, nach Leistungs-dokumentation	alle Patienten Jan-Juli 2010	Boxplot (attributiv), Regelkarte, Test auf gleiche Varianzen, T-Test
			*) Am Jahresende Abgleich mit Befundkürzel der EPA			**) Kriterium: Diagnosekosten erhoben / nicht erhoben

Abb. 45: Datenerhebungsplan

Zunächst war von Interesse, inwieweit sich die Menge der kalkulierten Kosten für diagnostische Abteilungen und deren Leistungen im Zeitraum Januar bis Juli 2010 gegenüber dem gleichen Vorjahreszeitraum durch Einführung einer elektronischen Leistungsdokumentation signifikant verändert hatte. Dies war im Kliniksektor erstmals eine Untersuchung attributiver Daten, die nur mit „ja" oder „nein" zu beantworten waren:

Jahr	Bereich	kalkuliert	nicht kalkuliert
2009	08. Endoskopie	145	491
2009	10. Laboratorien	661	9
2009	11. Sonstige Bereiche	670	0
2010	08. Endoskopie	98	621
2010	10. Laboratorien	695	25
2010	11. Sonstige Bereiche	624	96

OPS-Codes, ergänzt durch Schätzgrößen

Detaillierte Leistungs-Dokumentation je Patient

Abb. 46: Menge der wegen Leistungsdokumentation im diagnostischen Bereich mit Kosten kalkulierten Patienten

Zur statistischen Bewertung der Veränderungen wurde folgende zentrale These aufgestellt:

Ho-Hypothese: Die Anzahl endoskopisch untersuchter und kalkulierter Patienten unterscheidet sich nicht signifikant durch Einführung der elektronischen Leistungsdokumentation.

Ha-Hypothese: Die Anzahl endoskopisch untersuchter und kalkulierter Patienten unterscheidet sich signifikant durch Einführung der elektronischen Leistungsdokumentation.

Statistische Prüfung:
- keine Normalverteilung
- X^2Test für attributive Daten.

Das Ergebnis für die endoskopisch untersuchten und kalkulierten Patienten lautete:

P-Werte < 0,05

Es besteht eine signifikant unterschiedliche Anzahl endoskopisch untersuchter und kalkulierter Patienten durch Einführung der elektronischen Leistungsdokumentation:

```
                    nicht
      kalkuliert  kalkuliert  Gesamt
   1     145         491       636
        114,06      521,94
         8,394       1,834

   2      98         621       719
        128,94      590,06
         7,425       1,623

Gesamt   243        1112      1355

Chi-Qd = 19,277; DF = 1; p-Wert = 0,000
```

Die erwarteten Anzahlen werden unter den beobachteten Anzahlen ausgegeben.
Die Beiträge zu Chi-Quadrat werden unterhalb der erwarteten Anzahlen ausgegeben.

Abb. 47: X^2Test für attributive Daten: Endoskopisch und nicht endoskopisch kalkulierte Patienten

Bei den weiteren diagnostischen Abteilungen wurden gleiche signifikante Unterschiede festgestellt.

Weiter war nun zu untersuchen, inwieweit sich die Höhe und die Streuung der Diagnosekosten der kalkulierten Patienten durch Einführung der elektronischen Leistungsdokumentation verändert hatte. Hierbei konnten wieder variable, d.h. quantitative Output-Daten verwendet werden (Kosten, Gewinn/Verlust).

Bereits die grafische Darstellung mittels eines Boxplots ließ eine deutliche Veränderung der kalkulierten Patientenkosten im Diagnosebereich pro Tag vermuten:

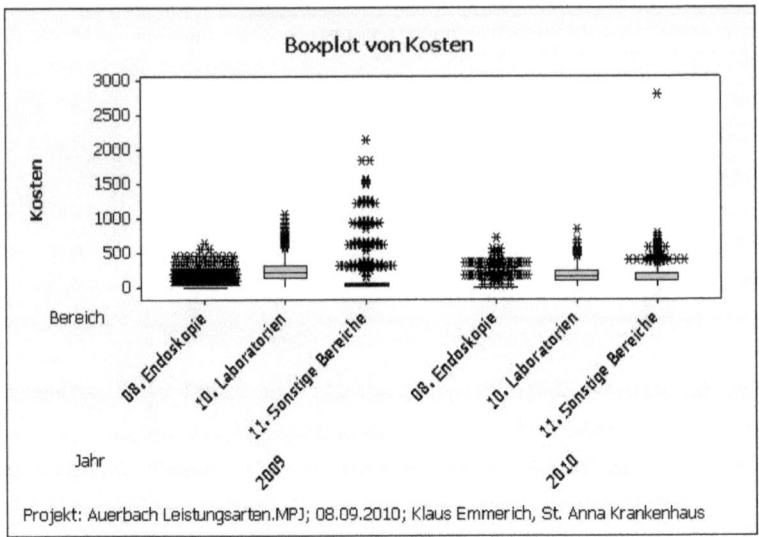

Abb. 48: Boxplot, Vergleich der Diagnosekosten 2009 (geschätzt) und 2010 (elektronisch erfasst)

Mittels des Tests auf 2 gleiche Varianzen wurden folgende Thesen geprüft:

Ho-Hypothese: Die Streuung der Diagnosekosten unterscheidet sich nicht signifikant durch Einführung der Leistungsdokumentation.
Ha-Hypothese: Die Streuung der Diagnosekosten unterscheidet sich signifikant durch Einführung der Leistungsdokumentation.

Statistische Prüfung:
- keine Normalverteilung
- Test auf 2 gleiche Varianzen, Diagnosekosten in Abhängigkeit einer elektronischen Leistungsdokumentation

Der P-Wert ist kleiner 0,05. Das heißt:

Es besteht eine signifikant unterschiedliche Streuung der Diagnosekosten in Abhängigkei davon, ob die Diagnosekosten durch OPS-Codes (unvollständig) und Schätzung de Leistungen ermittelt werden (2009) oder durch elektronische Leistungsdokumentatior (2010).

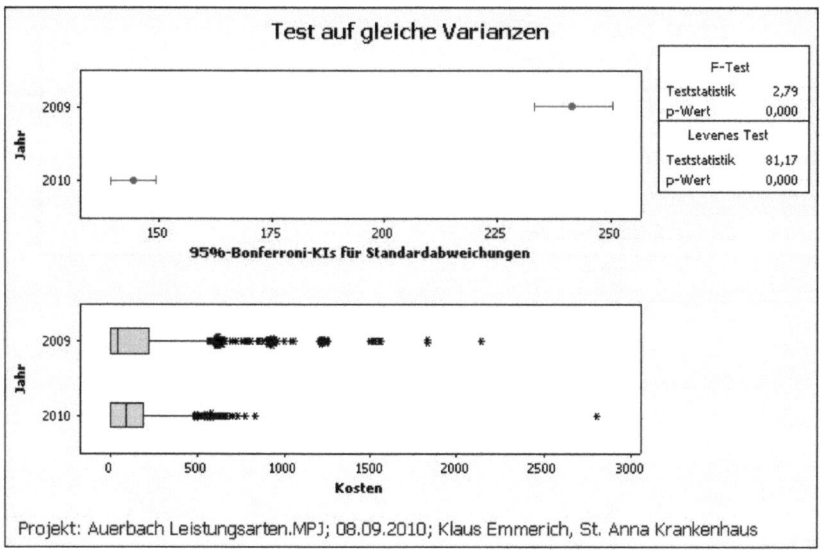

Abb. 49: Test auf 2 gleiche Varianzen

Ebenfalls war über den T-Test zu überprüfen, inwieweit sich der Mittelwert der erhobenen diagnostischen Kosten im Jahr 2010 gegenüber dem Jahr 2009 signifikant verändert hatte.

Ho-Hypothese: Der Mittelwert der Diagnosekosten hat sich durch die elektronische Leistungsdokumentation nicht signifikant geändert.
Ha-Hypothese: Der Mittelwert der Diagnosekosten hat sich durch die elektronische Leistungsdokumentation signifikant geändert.

Statistische   - T-Test
Prüfung: - 2 Stichproben ohne (2009) mit (2010) elektronischer Leistungsdokumentation.

Auch hier wurde das gleiche Ergebnis mittelt:

Der P-Wert war kleiner als 0,05, das bedeutet:

Es besteht ein signifikant unterschiedlicher Mittelwert der Diagnosekosten in Abhängigkeit davon, ob eine elektronische Leistungsdokumentation eingeführt wird (2010) oder nicht (2009).

2009 1976 232,737 241,046 249,949
2010 2159 139,431 144,193 149,279
F-Test (Normalverteilung)
Teststatistik = 2,79; p-Wert = 0,000
Levenes Test (beliebige stetige Verteilung)
Teststatistik = 81,17; p-Wert = 0,000

Test auf gleiche Varianzen
t-Test und KI bei zwei Stichproben: Jahr; Kosten

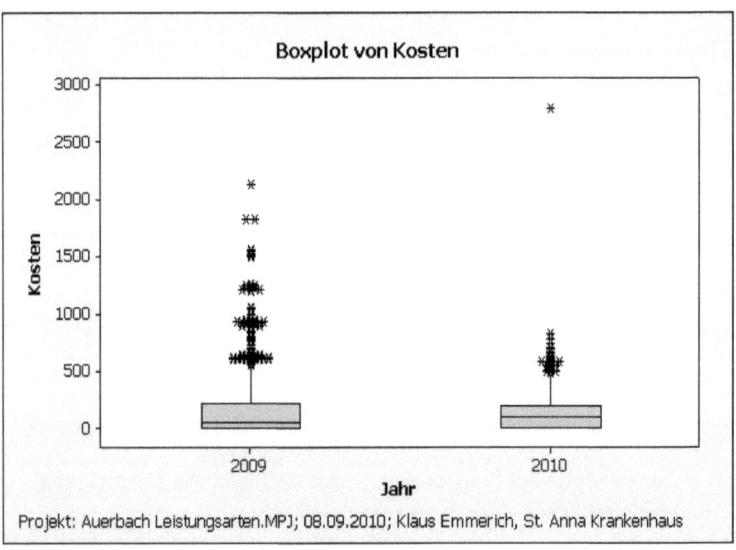

Abb. 50: T-Test mit einer Wahrscheinlichkeit von 95%

Im dargestellten Beispiel konnte also eine nachhaltige Veränderung der kalkulierten stationären Patientenkosten durch die eingeleitete elektronische Leistungsdokumentation für diagnostische Abteilungen nachgewiesen werden. Signifikant verändert haben sich:

- die durchschnittlichen Kosten aller stationären Patienten
- die Streuung der Patientenkosten.

Aufgrund des Nachweises war eine fortgesetzte dauerhafte elektronische Leistungserfassung gerechtfertigt.

627) Control

Für den Gesamtzeitraum 2010 im Vergleich zum Vorjahr wurden die Untersuchung des Tests auf 2 gleiche Varianzen und der T-Test wiederholt.

H0-Hypothese: Die Streuung der Diagnosekosten unterscheidet sich nicht signifikant durch die Einführung der Leistungsdokumentation.
Ha-Hypothese: Die Streuung der Diagnosekosten unterscheidet sich signifikant durch die Einführung der Leistungsdokumentation.

Statistische Prüfung:
- keine Normalverteilung
- Test auf 2 gleiche Varianzen, Diagnosekosten in Abhängigkeit einer elektronischen Leistungsdokumentation.

H0-Hypothese: Der Mittelwert der Diagnosekosten hat sich durch die elektronische Leistungsdokumentation nicht signifikant geändert.
Ha-Hypothese: Der Mittelwert der Diagnosekosten hat sich durch die elektronische Leistungsdokumentation signifikant geändert.

Statistische Prüfung:
- T-Test
- 2 Stichproben ohne (2009) mit (2010) elektronischer Leistungsdokumentation.

Der T-Test und der Test auf 2 gleiche Varianzen ergaben einen P-Wert < 0,05, was konkret bedeutet:

Es besteht eine signifikant unterschiedliche Streuung und ein signifikant unterschiedlicher Mittelwert durch Einführung der elektronischen Leistungsdokumentation für diagnostische Abteilungen.

Zum Test auf gleiche Varianzen: Kosten 2009 (Diagnosekosten geschätzt); Kosten 2010 (Diagnosekosten elektronisch dokumentiert):

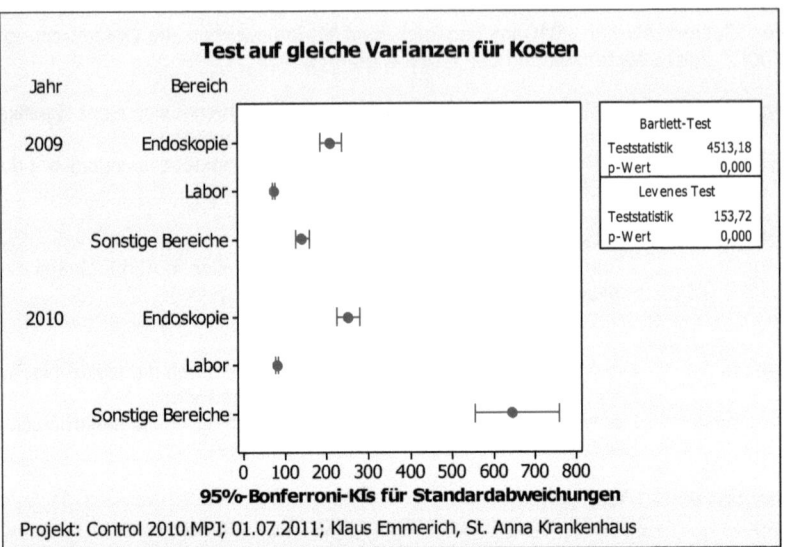

Abb. 51: Test auf gleiche Varianzen für Kosten der Diagnostik Jahr 2009 und 2010 gesamt

Zum t-Test bei zwei Stichproben für Kosten

Jahr	N	Mittelwert	StdAbw	SE des Mittelwerts
2009	2395	162	134	2,7
2010	2175	202	251	5,4

Differenz = Mü (2009) - Mü (2010)
Schätzwert für Differenz: -40,36
95%-KI für Differenz: (-51,88; -28,83)
t-Test der Differenz = 0 (vs. nicht =): t-Wert = -6,86 p-Wert = 0,000 DF= 4568
Beide verwenden zusammengefasste StdAbw = 198,5159

628) Schlussfolgerungen

Die nacherfasste elektronische Leistungsdokumentation des Zeitraums Jan-Juli 2010 führt gegenüber dem Vergleichszeitraum Jan-Juli 2009 zu signifikant unterschiedlichen Diagnosekosten.

Dies rechtfertigte eine dauerhafte elektronische Leistungsdokumentation durch die diagnostischen Fachabteilungen der St. Johannes Klinik. Somit wurde diese elektronische Leistungsdokumentation auch dauerhaft implementiert, d.h. Im Folgejahr 2011 weiter durchgeführt.

Wie bereits erwähnt, nahm die St. Johannes Klinik in den Jahren 2009 und 2010 am INEK-Kalkulationsverfahren teil. Auch hier verbesserten sich die seitens INEK angemahnten unplausiblen Kosten sehr deutlich. So waren 2010 lediglich 4 Einreichungen erforderlich, um die Kalkulation INEKEK-gerecht abschließen zu können. Im Vorjahr 2009 waren es noch 10 erforderliche Einreichungen. Die Fehler-/bzw. Hinweisquote der ersten Einreichung 2010 war mit 14,30% erheblich geringer als 2009 (97,55% aller kalkulierten Patienten). Da das INEK-Institut die Kriterien für seine Prüfungen nicht bekannt gibt, sind die dortigen Methoden jedoch nicht überprüfbar:

2009
10 Dateneinreichungen

	1. Einreichung	10. Einreichung	10. Einreichung ergänzt *)
DRG-Datensätze	1.226	1.226	1.226
Fehler	3.187	95	80
fehlerhafte Datensätze	1.196	62	47
Prozent fehlerhaft	97,55%	5,06%	3,83%

*) erklärte Kodierungen

2010
4 Dateneinreichungen

	1. Einreichung	4. Einreichung	4. Einreichung ergänzt *)
DRG-Datensätze	1.182	1.182	1.182
Fehler	228	89	51
fehlerhafte Datensätze	169	79	43
Prozent fehlerhaft	14,30%	6,68%	3,64%

*) erklärte Kodierungen

Abb. 52: Test auf gleiche Varianzen für Kosten der Diagnostik Jahr 2009 und 2010 gesamt

63) Projekt 3: Zunehmende Detaillierung einer Kostenträgerrechnung einer Rehabilitationseinrichtung
631) Vorstellung der Kostenträgerrechnung nach dem INEK-Kalkulationshandbuch

Die Notwendigkeit einer Kostenträgerrechnung für die Geriatrische Rehabilitation ist auf dem ersten Blick nicht unbedingt einsichtig.

- Gibt es nicht einfachere Verfahren zur Kalkulation der Kosten in der Geriatrische Rehabilitation?
- Hat nicht der Bundesverband Geriatrie e.V. in seinem „Weißbuch Geriatrie" ein einfaches Kostenermittlungsschema angeboten: (Summe Personalkosten lt. GuV + Summe Sachkosten lt. GuV) / Belegungstage = Tagessatz? *17)

So vordergründig einfach dieses Kalkulationsschema auch sein mag, so hat es doch seine Begrenzungen. Vorausgesetzt wird bei einer solchen Kalkulation, dass eine bestehende Klinik ausschließlich Geriatrische Rehabilitation betreibt.

- Was aber ist mit einer Klinik, die über mehrere unterschiedliche Rehabilitationsangebote verfügt: stationär und ambulant, Geriatrie und Orthopädie?
- Wie wird ein Klinikum kalkuliert, das neben einer Rehabilitationseinrichtung über ein akut stationäres Angebot nach KHEntG verfügt?
- Wie werden wirtschaftliche Geschäftsbetriebe wie z.B. der Betrieb einer Photovoltaikanlage, eines Kiosk oder die Vermietung von Räumlichkeiten für eine angegliederte Pflegeeinrichtung heraus gerechnet?
- Wie lassen sich rentable von unrentablen rehabilitativen Behandlungen unterscheiden bzw. aufspüren?

All diese Fragestellungen haben die St. Johannes Klinik Auerbach dazu bewegt, den innovativen Weg einer prozessorientierten Kostenträgerrechnung, eng angelehnt an die Gliederungssystematik des INEK-Kalkulationshandbuchs 3.0 *18) zu entwickeln.

---

*17) vgl. Weißbuch Geriatrie, eine Analyse durch die GEBERA Gesellschaft für betriebswirtschaftliche Beratung mbH, Herausgeber: Bundesverband Geriatrie e.V., S.100 ff., Stuttgart 2010, W. Kohlhammer Verlag GmbH

*18) vgl. KALKULATION VON FALLKOSTEN, Handbuch zur Anwendung in Krankenhäusern. Version 3.0, Deutsche Krankenhaus Verlagsgesellschaft mbH Düsseldorf 2007, Herausgeber: Deutsche Krankenhausgesellschaft (DKG), Spitzenverbände der Krankenkassen (GKV), Verband der privaten Krankenversicherung (PKV)

SixSigma zur Optimierung der Kostenträgerrechnung in Krankenhäusern und Rehabilitationseinrichtungen

Sie hat für ihre Geriatrische Rehabilitationseinrichtung nicht nur eine Kostenträgerrechnung in mehreren Detaillierungsgraden eingerichtet sondern parallel auch die nachhaltige Veränderung der Kostendaten über ein statistisches SixSigma-Projekt belegt. Dabei waren insbesondere dv-technische und organisatorische Maßnahmen zu treffen, um die Kostenbereiche der akut stationären Patienten (Innere Medizin) und der rehabilitativen Patienten (Geriatrie) sauber voneinander zu trennen.

Prämissen und Herausforderungen

Um eine lauffähige Kostenträgerrechnung für die Geriatrische

1. Abbildung der Kostenstellen und Kostenarten nach der Systematik des INEK-Kalkulationshandbuchs 3.0
2. Saubere Trennung der Kosten des Akutbereiches und der geriatrischen Rehabilitation in der gleichen Klinik
3. Organisatorische Maßnahmen zur ausschließlichen Übermittlung der Daten aus dem Akutbereich an das INEK-Institut
4. Kalkulation auf den Ebenen Patient und Hauptdiagnose.

Technische Voraussetzungen

Als EDV-Plattform wurde die Softwarelösung eisTIK.NET® des Softwareherstellers KMS verwendet. Der akut stationäre Bereich (hier Innere Medizin) und die Geriatrische Rehabilitation verfügen über einen technisch eigenen INEK-Kostenarten-/Kostenstellenplan, der jedoch inhaltlich nach dem identischen Schema des INEK-Kalkulationshandbuchs gegliedert ist.

Die INEK-Gliederung

Kostenartenplan

Kostenstellenplan

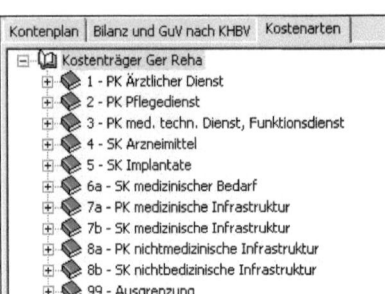
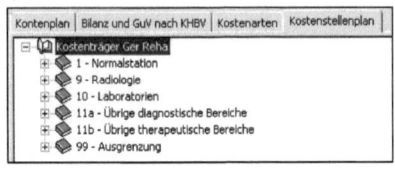

Abb. 53: Kostenstellenplan und Kostenartenplan nach INEK-Gliederung

Es wurde darauf geachtet, dass die Sachkosten medizinische Infrastruktur und nichtmedizinische Infrastruktur – anders als bei der INEK-Kalkulation – Abschreibungen und Zinsen auf Investitionskredite enthalten, da Rehabilitationseinrichtungen ihre Investitionen nicht im Rahmen der dualen Finanzierung sondern über ihren Tagessatz finanzieren.

Die Problematik bei gemischten Rehabilitations- und akut stationären Einrichtungen:

Der Kostenstellenplan der Kostenträgerrechnung Geriatrische Rehabilitation enthält die gleichen diagnostischen und therapeutischen Kostenstellen wir die Akutmedizin. Würden Auswertungen direkt nach diesen INEK-Kostenstellen oder INEK-Kostenarten abgerufen, so würden die Kosten der diagnostischen und therapeutischen Abteilungen jeweils in voller Höhe statt anteilig ausgewiesen. Erforderlich war deshalb vorab die Selektion der akut stationären bzw. geriatrischen Patienten:

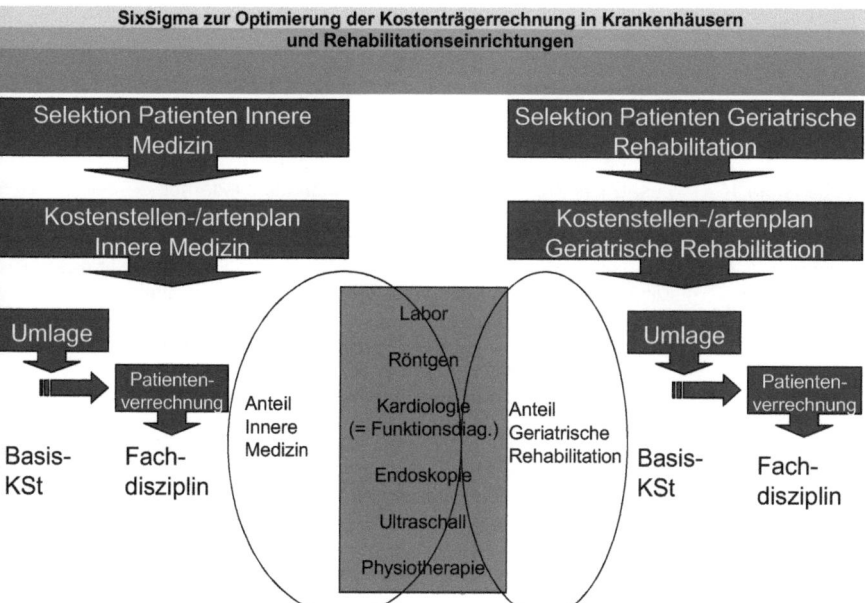

Abb. 54: dv-technische Organisation der Kostenträgerrechnung Geriatrische Rehabilitation

Stufenweise Einführung der Kostenträgerrechnung

Eingeführt wurde die Kostenträgerrechnung in 3 Ausbaustufen. Der Grund lag in teilweise fehlenden dv-orientierten Leistungsaufzeichnungen (Röntgenabteilung, Endoskopie, Kardiologie, Ultraschall) bzw. fehlenden Schnittstellen zu externen Dokumentationsprogrammen (Labor und Physiotherapie).

Ausbaustufe 0: Ausschließliche Verrechnung der ärztlichen und pflegerischen und therapeutischen Kosten nach Pflegetagen.
Ausbaustufe 1: Zusätzliche Verrechnung der Leistungen aus externen Dokumentationsprogrammen (Labor und Physiotherapie) entsprechend dem Aufwand der Leistung.
Ausbaustufe 2: Übersetzen der Kürzel aus der elektronischen Patientenakte des Klinikprogramms in Leistungsziffern der Radiologie, Endoskopie, Kardiologie und Ultraschall).
Ausbaustufe 3: Import des Barthel-Index als Verrechnungsmöglichkeit für aufwandsbezogene Kosten der Pflege auf Normalstation. (Diese Ausbaustufe wird in einem gesonderten Kapitel beschrieben).

In jeder Ausbaustufe wurde kritisch überprüft, ob sich die Kosten statistisch nachhaltig gegenüber der vorherigen Ausbaustufe verändern haben. Dies war in jeder Ausbaustufe der Fall und rechtfertigte damit den dauerhaft erhöhten Erhebungsaufwand für diagnostische und therapeutische Leistungen.

Nachfolgend sind die unterschiedlichen Ausbaustufen der Kostenträgerrechnung Geriatrische Rehabilitation grafisch dargestellt:

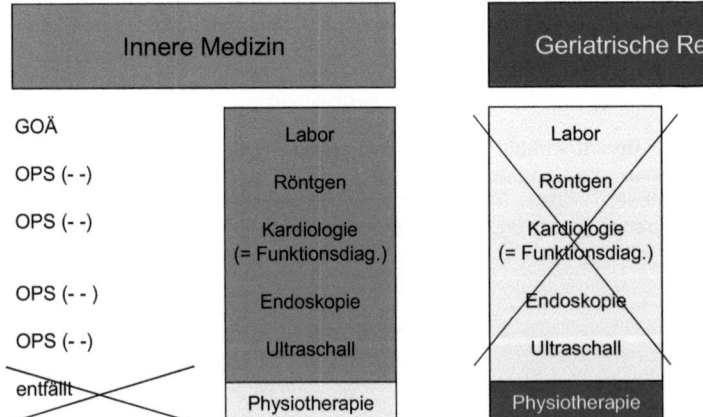

Abb. 55: Ausbaustufe 0; grobe Kalkulation der Geriatrischen Rehabilitation

SixSigma zur Optimierung der Kostenträgerrechnung in Krankenhäusern und Rehabilitationseinrichtungen

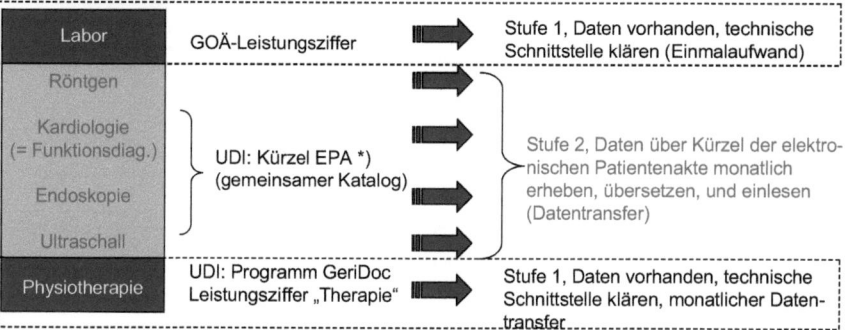

Stufe 1 Geriatrische Rehabilitation		
Labor	GOÄ-Leistungsziffer	Stufe 1, Daten vorhanden, technische Schnittstelle klären (Einmalaufwand)
Röntgen		
Kardiologie (= Funktionsdiag.)	UDI: Kürzel EPA *) (gemeinsamer Katalog)	Stufe 2, Daten über Kürzel der elektronischen Patientenakte monatlich erheben, übersetzen, und einlesen (Datentransfer)
Endoskopie		
Ultraschall		
Physiotherapie	UDI: Programm GeriDoc Leistungsziffer „Therapie"	Stufe 1, Daten vorhanden, technische Schnittstelle klären, monatlicher Datentransfer

Abb. 56: Ausbaustufe 1; mittelfeine Kalkulation der Geriatrischen Rehabilitation

Innere Medizin		Geriatrische Rehabilitation	
Labor	GOÄ	Labor	GOÄ
Röntgen	UDI: Kürzel EPA *)	Röntgen	UDI: Kürzel EPA *)
Kardiologie (= Funktionsdiag.)	Leistungskatalog	Kardiologie (= Funktionsdiag.)	UDI: Kürzel EPA *) (gemeinsamer Katalog)
Endoskopie	Leistungskatalog	Endoskopie	
Ultraschall	Leistungskatalog	Ultraschall	
Physiotherapie	entfällt	Physiotherapie	UDI: Programm GeriDoc

*) Kürzel aus elektronischer Patientenakte

Abb. 57: Ausbaustufe 2; detaillierte Kalkulation der Geriatrischen Rehabilitation

Auswertungsübersicht

Die Abbildung der Kostenträgerrechnung umfasst folgende Aufschlüsselungen:

1. Aufgliederung der Kosten nach Kostenstellen und Kostenarten entsprechend dem INEK-Kalkulationshandbuch 3.0
2. Kostenermittlung je Hauptdiagnose
3. Kostenermittlung je Patient
4. Gewinn-/Verlustermittlung je Patient
5. Ursachenanalyse: Wo entstehen welche Erlöse und Kosten.

Bezeichnung	Summe	PK Ärztlicher Dienst	PK Pflegedienst	PK med. techn. Dienst Funktionsdienst	SK Arzneimittel	SK medizinischer Bedarf	PK medizinische Infrastruktur	SK medizinische Infrastruktur	PK nicht medizinische Infrastruktur	SK nicht medizinische Infrastruktur
Kostenträger Ger Reha	2.064.190	230.274	650.022	349.420	46.771	62.031	86.771	35.528	326.446	276.927
Laboratorien	55.608	4.051	0	14.964	471	24.425	2.214	2.519	2.436	4.529
Normalstation	1.589.185	212.419	650.022	53.670	46.159	34.791	66.107	17.677	290.307	218.033
Radiologie	13.019	3.142	0	3.789	0	662	375	1.834	1.366	1.852
Übrige diagnostische Bereiche	42.245	10.663	0	12.672	141	2.029	688	8.157	1.356	6.541
Übrige therapeutische Bereiche	364.133	0	0	264.326	0	124	17.387	5.342	30.982	45.972

Bezeichnung	Summe	Normalstation	Radiologie	Übrige diagnostische Bereiche	Übrige therapeutische Bereiche	Laboratorien
Kostenträger Ger Reha	2.064.190	1.589.185	13.019	42.245	364.133	55.608
PK Ärztlicher Dienst	230.274	212.419	3.142	10.663	0	4.051
PK med. techn. Dienst, Funktionsdienst	349.420	53.670	3.789	12.672	264.326	14.964
PK medizinische Infrastruktur	86.771	66.107	375	688	17.387	2.214
PK nichtmedizinische Infrastruktur	326.446	290.307	1.366	1.356	30.982	2.436
PK Pflegedienst	650.022	650.022	0	0	0	0
SK Arzneimittel	46.771	46.159	0	141	0	471
SK medizinische Infrastruktur	35.528	17.677	1.834	8.157	5.342	2.519
SK medizinischer Bedarf	62.031	34.791	662	2.029	124	24.425

Tab. 3: Unterjährige Kostenermittlung nach INEK-Kostenstellen und INEK-Kostenarten

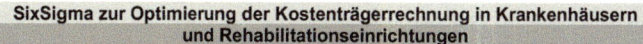

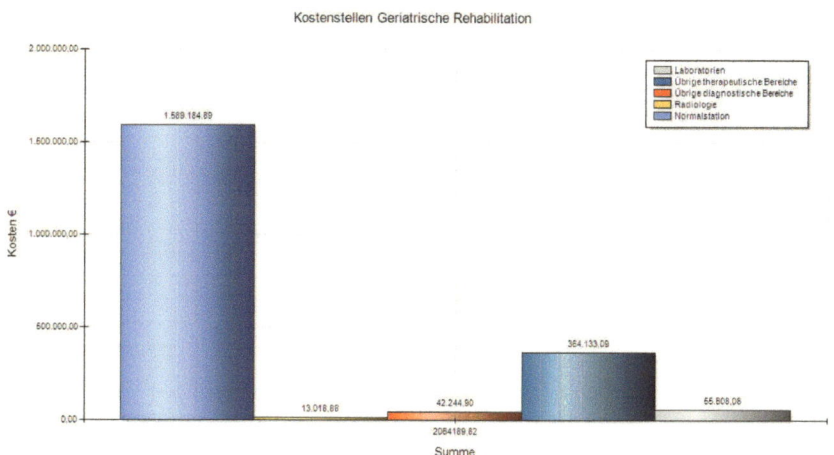

Abb. 56 INEK-Kostenstellen grafisch *19)

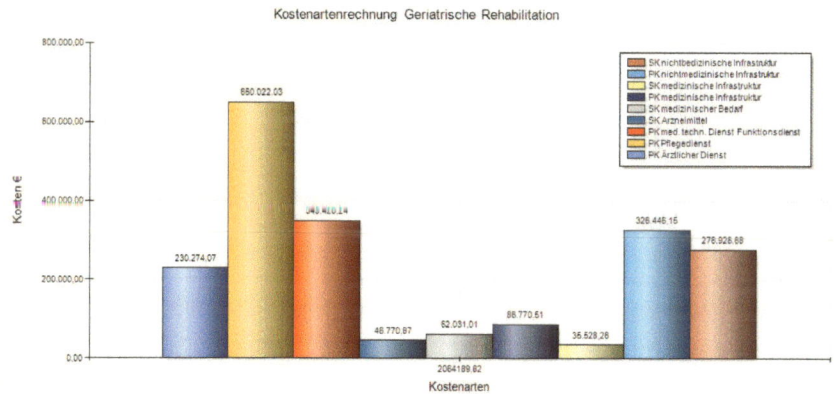

Abb. 57 INEK-Kostenarten grafisch *20)

*19) *20) KMS Vertrieb und Services AG, 2010, Unterhaching, www.kms.ag, Neugestaltung der Abbildungen 56 bis 57 im Softwareprodukt eisTIK.NET® Rel. 3.5 in Abstimmung mit dem Kommunalunternehmen „Krankenhäuser des Landkreises Amberg-Sulzbach"

ICD-10 (nach ICD-Schlüssel)	461	2.064.189,82	10.489
[I50.01] Sekundäre Rechtsherzinsuffizienz	17	68.679,22	345
[I50.9] Herzinsuffizienz, nicht näher bezeichnet	9	32.513,49	157
[I63.5] Hirninfarkt durch nicht näher bezeichneten Verschluss oder	12	63.096,43	315
[I63.9] Hirninfarkt, nicht näher bezeichnet	13	58.381,18	298
[I64] Schlaganfall, nicht als Blutung oder Infarkt bezeichnet	20	90.810,25	468
[R29.6] Sturzneigung, anderenorts nicht klassifiziert	9	37.019,02	199
[S32.89] Fraktur: Sonstige und multiple Teile des Beckens	9	38.675,08	196
[S72.00] Schenkelhalsfraktur: Teil nicht näher bezeichnet	11	51.036,11	260
[S72.01] Schenkelhalsfraktur: Intrakapsulär	18	86.113,30	454
[S72.10] Femurfraktur: Trochantär, nicht näher bezeichnet	27	121.030,82	641

Tab.4: Top 10 Hauptdiagnosen: Kalkulation nach Hauptdiagnosen

Fallnummer	Name	Alter in Jahren	Summe	Aufnahmedatum	Entlassungsdatum	Verweildauer	Summe DRG-Tage	DRG-HDIA
		88	4125,81	28.12.2008	25.01.2009	28	28	S72.2
		71	1134,41	28.12.2008	06.01.2009	9	9	J15.0
		72	1498,59	29.12.2008	07.01.2009	9	9	C67.8
		93	3421,25	30.12.2008	20.01.2009	21	21	S72.11
		84	3819,79	04.01.2009	25.01.2009	21	21	I63.4
		74	5245,65	04.01.2009	31.01.2009	27	27	S82.11
		75	3569,62	04.01.2009	24.01.2009	20	20	I51.9
		72	3416,31	05.01.2009	26.01.2009	21	21	M16.9
		69	3438,04	05.01.2009	26.01.2009	21	21	M16.9
		71	3723,88	07.01.2009	27.01.2009	20	20	G20.90

Tab. 5: Kalkulation nach Patienten

Name	Gewinn	Verweildauer
	-1569,31	37
	-1487,27	38
	-1474,11	43
	-1463,12	34
	-1347,06	40
	-1310,77	42
	-1222,21	32
	-1177,76	28
	-1146,79	43
	-1142,28	41
	-1128,15	29
	-1118,02	26
	-1098,93	28
	-1058,49	28
	-1024,49	28
	-1011,74	41
	-1008,94	28
	-1005,4	26
	-1002,38	28
	-975,01	43
	-928,8	42
	-914,84	29

Tab. 6: Gewinnermittlung, aufsteigend nach Verlusten

SixSigma zur Optimierung der Kostenträgerrechnung in Krankenhäusern und Rehabilitationseinrichtungen

Um die Ursachen defizitärer Patientenbehandlungen aufschlüsseln zu können, steht die Einsicht in detaillierte Einzelkosten zur Verfügung:

Kostenart	Kostenart	erbringende Kostenstelle	Bez. d. Kostenstelle	Summe
40090	Erlöse Pflegesatz Geriatrie	932030	Ger 1 / Geriatrie	1.165,85
45200	Erlöse Fallpauschalen Geriatrie	932030	Ger 1 / Geriatrie	3.750,00
66093	Klinische, Chemische u. andere Untersuchung	908021	Geriatrie	-26,76
908021-99.2	PK PFL Geriatrische Station	908021	Geriatrie	-1.788,79
908021-99.4	SK Arzneimittel Geriatrische Station	908021	Geriatrie	-122,11
908021-99.5	SK Implantate Geriatrische Station	908021	Geriatrie	-10,56
908021-99.7a	PK med. Infr. Geriatrische Station	908021	Geriatrie	-96,35
908021-99.7b	SK med. Bedarf Geriatrische Station	908021	Geriatrie	-20,64
908021-99.8a	PK n.med. Infr. Geriatrische Station	908021	Geriatrie	-217,35
908021-99.8b	SK n.med. Infr. Geriatrische Station	908021	Geriatrie	-300,48
922000-10.1	PK ÄD Labor	922000	Labor	-6,54
922000-10.3a	PK MTD Labor	922000	Labor	-28,71
922000-10.4	SK Arzneimittel Labor	922000	Labor	-0,82
922000-10.5	SK Implantate Labor	922000	Labor	-51,63
922000-10.7a	PK med. Infr. Labor	922000	Labor	-4,24
922000-10.7b	PK med. Infr. Labor	922000	Labor	-5,68
922000-10.8a	PK n.med. Infr. Labor	922000	Labor	-4,04
922000-10.8b	SK n.med. Infr. Labor	922000	Labor	-7,30
926000-11.3a	PK MTD Physiotherapie	926000	Physiotherapie / Bäder	-193,35
926000-11.5	SK Implantate Physiotherapie	926000	Physiotherapie / Bäder	-0,38
926000-11.7a	PK med. Infr. Phaysiotherapie	926000	Physiotherapie / Bäder	-85,61
932000-99.3a	PK MTD Fachdiszplin Geriatrische Reha	932000	Fachdisziplin Geriatrie	-173,48
932000-99.7a	PK med. Infr. Fachdiszplin Geriatrische Reha	932000	Fachdisziplin Geriatrie	-26,10
932000-99.7b	SK med. Infr. Fachdiszplin Geriatrische Reha	932000	Fachdisziplin Geriatrie	-2,42
932000-99.8a	PK n.med. Infr. Fachdiszplin Geriatrische Reha	932000	Fachdisziplin Geriatrie	-256,83
932000-99.8b	SK n.med. Infr. Fachdiszplin Geriatrische Reha	932000	Fachdisziplin Geriatrie	-31,91
932030-99.1	PK ÄD Ger 1 / Geriatrie	932030	Ger 1 / Geriatrie	-734,22
932030-99.2	PK PFL Ger 1 / Geriatrie	932030	Ger 1 / Geriatrie	-288,94
932030-99.4	SK Arzneimittel Ger 1 / Geriatrie	932030	Ger 1 / Geriatrie	-39,03
932030-99.6a	SK med. Bedarf Ger 1 / Geriatrie	932030	Ger 1 / Geriatrie	-13,67
932030-99.7a	PK med. Infr. Ger 1 / Geriatrie	932030	Ger 1 / Geriatrie	-75,77
932030-99.7b	SK med. Infr. Ger 1 / Geriatrie	932030	Ger 1 / Geriatrie	-37,43
932030-99.8a	PK n.med. Infr. Ger 1 / Geriatrie	932030	Ger 1 / Geriatrie	-389,82
932030-99.8b	SK n.med. Infr. Ger 1 / Geriatrie	932030	Ger 1 / Geriatrie	-326,11
932100-99.3a	PK MTD Geriatrie Therapie	932100	Geriatrie Therapie	-1.140,43
932100-99.8b	SK n.med. Infr. Geriatrie Therapie	932100	Geriatrie Therapie	-4,42
			Summe	-1.596,07

Tab 7: Aufschlüsselung der Patientenerlöse und Patientenkosten des defizitärsten Patienten zwecks Ursachenanalyse

632) Projektphasen

Nachfolgend werden die Projektphasen dargestellt:

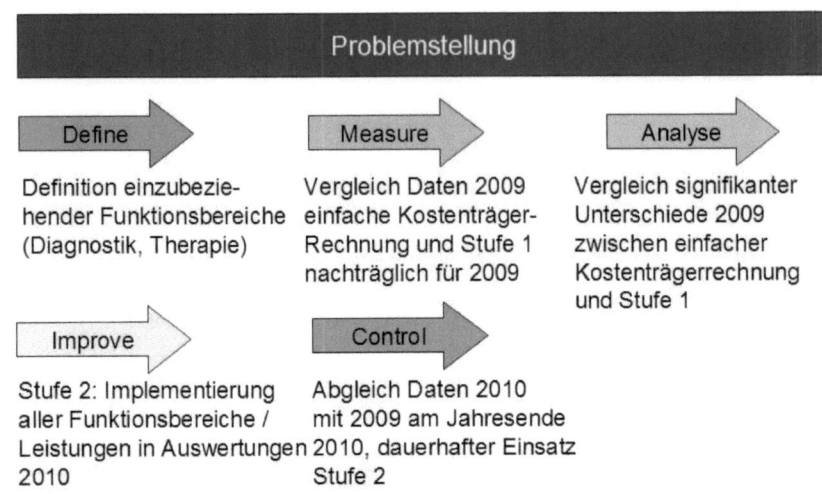

Abb. 58: Projektverlauf

SixSigma zur Optimierung der Kostenträgerrechnung in Krankenhäusern und Rehabilitationseinrichtungen

633) Define

Es wird an dieser Stelle lediglich auf das Projektstatusblatt (hierzu auszugsweise 1. Seite) und den SIPOC der St. Johannes Klinik verwiesen. Zur Bedeutung vergleichen Sie bitte Kapitel 613). Neben dem Ziel der genaueren Kostenermittlung für die Geriatrische Rehabilitation sollten auch die Diagnosekosten Inneren Medizin um den Anteil rehabilitatorischer Patienten entlastet werden (was bisher nicht geschah).

Projektstatusblatt - 1
Six Sigma Projekt

Projekttitel/-Thema	Verbesserung der Patientenkalkulation Geriatrische Rehabilitation			x Kosten	x Kunden
				Wettbewerb	Strategie
Bereich/Standort	St. Johannes Klinik	Abteilung	Geriatrische Rehabilitation	Projekt Nummer	em-4
Prozess	Behandlungsprozess Rehabilitationspatienten			Status-Datum	05.11.2010
Kunde(n) dieses Prozesses	Case-Management, Chefarzt, Controlling, Patient, diagnostische Abteilungen			Start-Datum	13.09.2010
Projektleiter	N.N.	Projekt-Champion	N.N.	Projektabschluss-Datum (geplant)	
Teammitglieder	Externe: H. Böckmann, Unternehmensberater, H. Saalmann, Auswertungsprogramm KMS, H. Tümenau: Auswertungsprogramm GeriDoc des Bayerischen Arbeitskreises Geriatrie				
Six Sigma Betreuuer	SixSigma TC GmbH	Projekt-Freigabe	N.N.	Controlling	N.N.
Aktuelle Prozess-Beurteilung	Prozess ist in Kontrolle			x Prozess ist fähig	
	x Prozess ist nicht in Kontrolle			Prozess ist nicht fähig	

Genaue Problemdefinition:	"Was genau ist das Problem?"

Die Verteilung der Kosten diagnostischer Abteilungen erfolgte bis einschließlich 2009 überhaupt nicht (außer "Irrläufer", die Kostenverteilung therapeutischer Leistungen wegen der fehlenden Schnittstelle zu einem externen Dokumentationsprogramm GeriDoc nur grob nach Pflegetagen. Damit sind die Kosten der geriatrischen Reha-Patienten zu niedrig und nicht verursachungsrelevant. Die Kosten der Inneren Medizin sind zu hoch, weil (unkorrekt) angenommen wird, dass alle Leistungen von Labor, Röntgen, Sonographie, Ultraschall und Kardiologie bei Patienten der Inneren Medizin anfallen. Tatsächlich wird geschätzt, dass ca. 1/3 der Leistungen für Patienten der Geriatrischen Rehabilitation verwendet werden.

Projektziel:	"Was genau soll erreicht werden?"

Exaktere Ermittlung der Kosten ohne Patientenbehandlung in der Geriatrischen Rehabilitation und - in Folge - der Inneren Medizin, Verringerung der Fehlerquote bei der INEK-Einreichung 2010, exakte Kalkulationsmöglichkeit der täglich durchschnittlich anfallenden Kosten geriatrische Rehabilitation für die Verhandlung der Tagessätze 2011

Messgrößen:	Ausgangs-situation	Aktueller Stand	Ziel
Datum:			
Kosten je Patient, Diagnosekosten je Patient	Schätzung	exakt	
Diagnostische Kosten nur für untersuchte Patienten	Schätzung	exakt	
Veränderung Tageskosten je Patient nach Neukalkulation	Schätzung	exakt	Steigerung > 50 Tsd auf 14.200 Pat = tägl. > + 3,5 e

Finanzieller Nutzen des Projekts			
Steigerung der Erlöse im Rahmen der Entgeltverhandlung			>50 Tsd.

Herausforderungen
Viele technische Schnittstellen, Neugestaltung eines Reha-spezifischen Kostenarten- und Kostenstellenplans zwecks Darstellung der Kosten je Patient in der allgemein anerkannten INEK-Kalkulationssystematik

Barrieren
Chefärzte und Leiter diagnostischer/therapeutischer Abteilungen betrachten ihre Behandlungen als "eigenes Hoheitsgebiet" und wehren sich gegen eine dv-technische, überwachungsfähige Leistungsdokumentation.

Abb. 59: Projektstatusblatt

SixSigma zur Optimierung der Kostenträgerrechnung in Krankenhäusern und Rehabilitationseinrichtungen

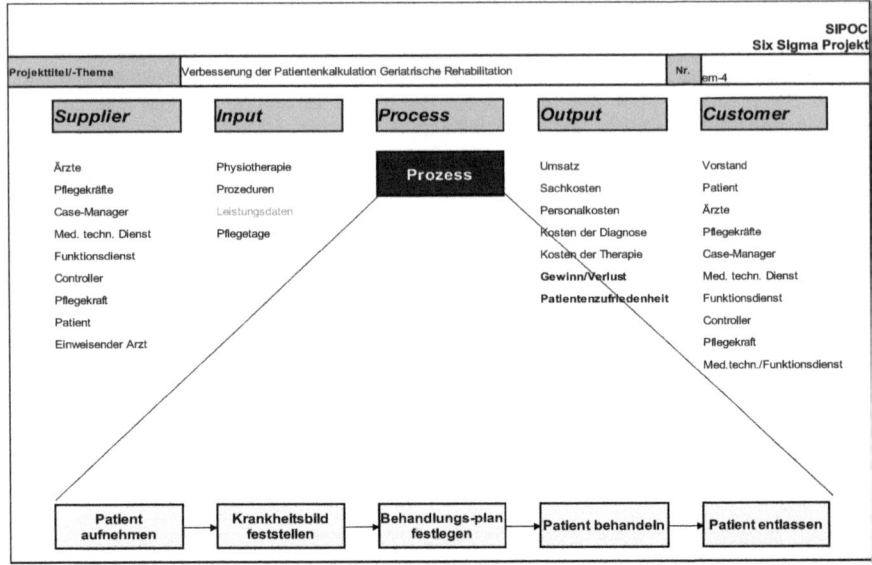

Abb. 60: SIPOC

634) Measure

Das Prozess-Mapping verdeutlicht einen im Vergleich zum größeren St. Anna Krankenhaus deutlich verschlankten Kalkulationsprozesse mit deutlich weniger relevanter Einflussgrößen.

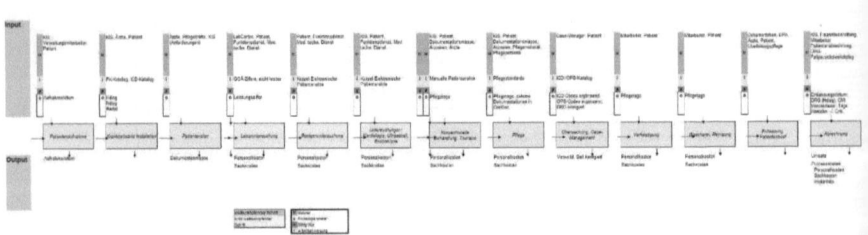

Abb. 61: Prozess-Mapping

In der C&E-Matrix wurde die Wichtigkeit der Prozess-Inputfaktoren aus Kundensicht dargestellt (0 bis 10 Punkte) und mit dem geschätzten Einfluss auf den Prozess (hier die Patientenkalkulation) gewichtet. In Frage gestellt waren lediglich die bisher geschätzten Einflussfaktoren der diagnostischen Abteilungen.

Cause and Effect Matrix

Datum:	13.09.2010	Projekt:	Verbesserung der Patientenkalkulation Geriatrische Rehabilitation
Abteilung:	Controlling	Teilnehmer:	Auswertungsprogramm KMS, xxxxxx: Auswertungsprogramm GeriDoc des Bayerischen

		Wichtigkeit für den Kunden	10	10	7	4	10	4						
Prozess-Schritt	Prozess Input		Umsatz	Sachkosten	Personalkosten	Kosten Diagnose	Gewinn / Verlust	Pat.-zufriedenheit						Gesamt
1	Pflege des Patienten	Pflegetage	10	10	10	10	10	7						438
2	Laboruntersuchung	Leistungsziffer	0	4	4	4	7	4						170
3	Röntgenuntersuchung	EPA-Kürzel	0	4	4	4	7	4						170
4	Kardiologie	EPA-Kürzel	0	4	4	4	7	4						170
5	Endoskopie	EPA-Kürzel	0	4	4	4	7	4						170
6	Ultraschall	EPA-Kürzel	0	4	4	4	7	4						170
7	Physiotherapie	Leistungskürzel	0	7	7	7	10	7						275
8	Gewichtete Pflege des Patienten	Barthel-Aufwand (100-Ba.)	10	10	10	10	10	7						438

Abb. 62: C&E-Matrix zur Bewertung der unterschiedlichen Inputfaktoren einer Kostenträgerrechnung Geriatrische Rehabilitation

Die Diagnosekosten Kardiologie, Endoskopie und Ultraschall wurden hinsichtlich ihrer Wirkung auf die Kalkulation des betreffenden Patienten mit 4 von 10 Punkten bewertet, doch finden im Rehabilitationsbereich dieses Krankenhauses entsprechende Untersuchungen deutlich weniger als Laboruntersuchungen statt. Grund ist der Zugriff auf die diagnostischen Untersuchungen der einweisenden Akutkrankenhäuser. Insofern war es durchaus berechtigt, den Aufwand für eine elektronische Dokumentation dieser Leistungen hinsichtlich nachhaltig veränderter Kostenermittlungen vorab in Frage zu stellen.

Es folgte die Erhebung der kalkulierten Patientenkosten aus der Kostenträgerrechnung und deren statistische Auswertung. Dabei wurde – trotz einer fast ausschließlichen Abhängigkeit der kalkulierten Kosten von den Pflegetagen – festgestellt, dass die Ergebnisse (Kosten) der Geriatrischen Rehabilitation nicht normalverteilt sind. Der p-Wert der erhobenen Daten war kleiner als 0,05. Dies galt ebenfalls für alle Ausbaustufen des Kalkulationsverfahrens.

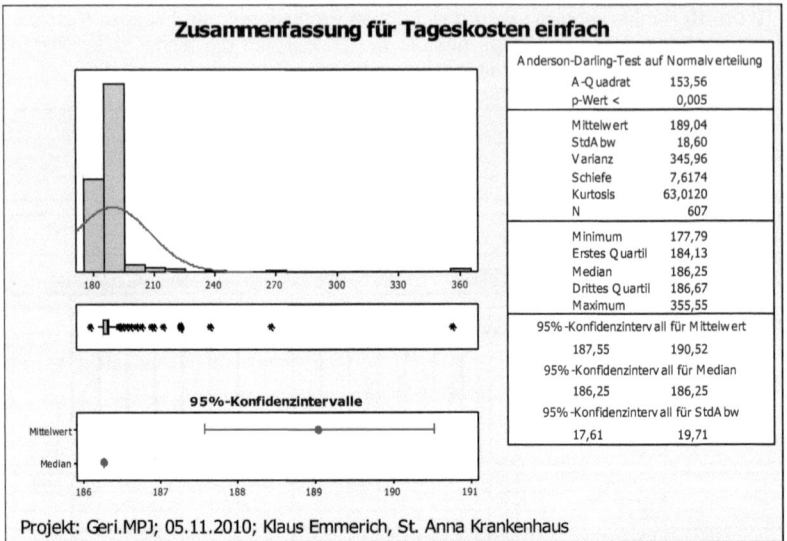

Abb. 63: Test auf Normalverteilung

Im Sinne gewollter Tageskosten zwischen 120 € und 480 € waren die kalkulierten Daten zwar prozessfähig, aber nicht unter Kontrolle.

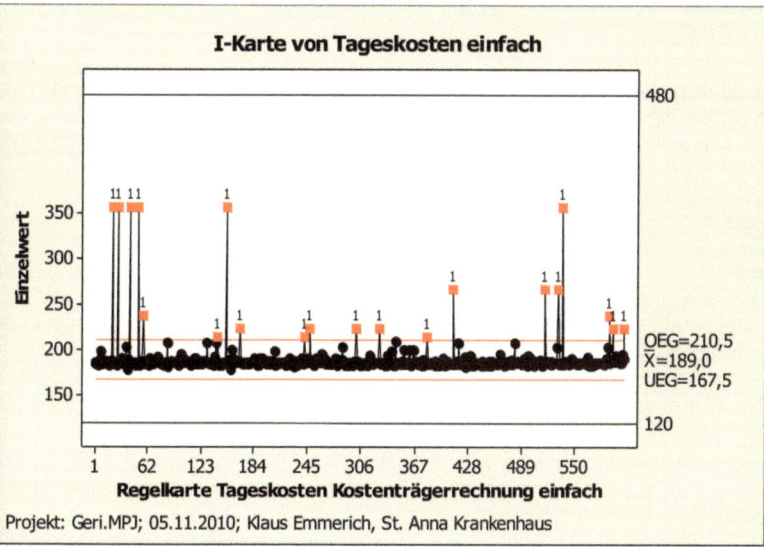

Abb. 64: Regelkarte zur Analyse der Prozessfähigkeit und Kontrollfähigkeit des Kalkulationsverfahrens

635) Analyse

Die Problemstellung ungenauer Kosten war vorab bekannt: In mehreren Ausbaustufen sollten die bisher nicht in die Kalkulation einbezogenen Leistungen der diagnostischen Abteilungen, namentlich:

... Röntgen
... Kardiologie
... Endoskopie
... Ultraschall

in die Kalkulation einbezogen werden. Als Hilfsmittel dienten Kürzel über entsprechende Leistungen in der elektronischen Patientenakte des Klinik-Informationssystems.

636) Improve

Im Klinik-Informationssystem wurden nun die diagnostischen Leistungen der Abteilungen ...

... Röntgen
... Kardiologie
... Endoskopie
... Ultraschall

anhand der Kürzel der Dokumente aus der elektronischen Patientenakte in Leistungen übersetzt und dann anteilig mit den Kosten der Abteilung bewertet. Dieses Verfahren benötigte einen etwas zeitaufwendigen Exportprozess (aus dem Klinik-Informationssystem) und Importprozess der Daten über zwei Programme in die Kostenrechnung.

Zu vergleichen waren nun – im Rahmen einer Vollerhebung – die gleichen kalkulierter Patienten Januar bis Juli 2010 ohne Leistungen der diagnostischen Abteilungen und anschließend mit Leistungen der diagnostischen Abteilungen.

Hierzu wurden im Rahmen der Fehler-Möglichkeiten- und Einflussanalyse die erforderlichen Abstellmaßnahmen (hier Nacherfassungen) abgeleitet.

Fehler-Möglichkeiten und Einfluss-Analyse

☐ Neu-Teil / Ablauf ☐ Optimierungsanalyse
☐ Konstruktions-FMEA ☐ Prozess-FMEA

Teil-Benennung:

Modell / System / Fertigung:

Teil-Nummer:

Bestätigung durch betroffene Abteilungen und/oder Lieferanten — Name / Abt. / Lieferant — Name / Abt. / Lieferant

Erstellt durch (Name / Abt.): Klaus Emmerich

Datum: 08.11.2010 Überarbeitet (Datum)

zeichnung zu ystem odukt ozess	Potentielle Fehler	Potentielle Folgen des Fehlers	Sicherheitsrelevant (j/n)	Potentielle Fehlerursachen	DERZEITIGER ZUSTAND: Vorgesehene Prüfmaßnahmen	Auftreten	Bedeutung	Entdeckbarkeit	Risiko-Prioritätszahl (RPZ)	Empfohlene Abstellmaßnahme	Verantwortlichkeit	VERBESSERTER ZUSTAND: Getroffene Maßnahmen	Auftreten	Bedeutung	Entdeckbarkeit	Risiko-Prioritätszahl (RPZ)
ntgenuntersuchung	Handaufzeichnungen anstelle elektronischer Leistungsdokumentation	keine Diagnosekosten für Geriatrische Rehabilitation, zu hohe Diagnosekosten für die Innere Medizin	n	keine Verrechnung	Extrakt aus EPA / Leistungsdokumemtation	7	10	10	700	Extrakt aus EPA / Leistungsdokumemtation	N.N.	Einlesen und Verrechnung der Daten erfolgreich	7	10	4	280
rdiologie	Handaufzeichnungen anstelle elektronischer Leistungsdokumentation	keine Diagnosekosten für Geriatrische Rehabilitation, zu hohe Diagnosekosten für die Innere Medizin	n	keine Verrechnung	Extrakt aus EPA / Leistungsdokumemtation	1	4	7	28	Extrakt aus EPA / Leistungsdokumemtation	N.N.	Einlesen und Verrechnung der Daten erfolgreich	1	10	4	40
doskopie	Handaufzeichnungen anstelle elektronischer Leistungsdokumentation	keine Diagnosekosten für Geriatrische Rehabilitation, zu hohe Diagnosekosten für die Innere Medizin	n	keine Verrechnung	Extrakt aus EPA / Leistungsdokumemtation	1	4	7	28	Extrakt aus EPA / Leistungsdokumemtation	N.N.	Einlesen und Verrechnung der Daten erfolgreich	1	10	4	40
raschall	Handaufzeichnungen anstelle elektronischer Leistungsdokumentation	keine Diagnosekosten für Geriatrische Rehabilitation, zu hohe Diagnosekosten für die Innere Medizin	n	keine Verrechnung	Extrakt aus EPA / Leistungsdokumemtation	1	4	7	28	Extrakt aus EPA / Leistungsdokumemtation	N.N.	Einlesen und Verrechnung der Daten erfolgreich	1	10	4	40
oor	DV-technische Daten vorhanden, Schnittstelle LabCentre (Laborprogramm) und Echtgsystem (ClinikCentre)funktioniert nicht	keine Diagnosekosten für Geriatrische Rehabilitation, zu hohe Diagnosekosten für die Innere Medizin	n	keine Verrechnung	Schaffen einer Schnittstelle LabCentre und ClinikCentre	7	10	10	700	Schaffen einer Schnittstelle LabCentre und ClinikCentre	N.N.	Einlesen und Verrechnung der Daten erfolgreich	7	10	0	0
ysiotherapie	Im Echtsystem (ClinikCentre) existieren nur pauschale Pflegetage als Verteilschlüssel	undifferenzierte Therapiekosten für Geriatrische Rehabilitation	n	pauschale Verrechnung	Leistungsdaten aus dem Frendsystem GeriDoc, Import der Leistungsdaten und Verrechnung	10	10	10	1000	Leistungsdaten aus dem Frendsystem GeriDoc, Import der Leistungsdaten und Verrechnung	N.N.	Einlesen und Verrechnung der Daten erfolgreich	10	10	0	0

bb. 65: Fehler-Möglichkeiten und Einfluss-Analyse

Ein detaillierter Datenerhebungsplan wurde abgeleitet:

Datenerhebungsplan
Six Sigma Projekt

Prozess:	Verbesserung der Patientenkalkulation Geriatrische Rehabilitation						
1: Fragen/Hypothesen aufstellen.	2: Daten und Datenart	3: operationale Definition	4: Konsistenz der Daten	5. Messung	6. Menge und Zeitpunkt	7. Analyse-Werkzeuge	
1 Röntgen: Es gibt keine Leistungserfassung und keine Kostendaten für diagnostische Abteilungen:	Kostenträgerrechnung auf Patientenebene nach ICD und Patienten Kostenstelle Röntgen	Jahr 2010, Leistungsdaten aus der EPA *)	INEK-Standard, Gefahr = keine Kostenverrechnung *)	Jahr 2010, Jan-Juli, nach Leistungsdokumentation	alle Patienten Jan-Juli 2010	Boxplot (attributiv) **), Regelkarte, Test auf gleiche Varianzen, T-Test	
2 Labor: Es gibt keine Leistungserfassung und keine Kostendaten für diagnostische Abteilungen:	Kostenträgerrechnung auf Patientenebene nach ICD und Patienten Kostenstelle Labor	Jahr 2010, Schnittstelle zu Leistungen aus dem Programm LabCentre	INEK-Standard, Gefahr = keine Kostenverrechnung *)	Jahr 2010, Jan-Juli, nach Leistungsdokumentation	alle Patienten Jan-Juli 2010	Boxplot (attributiv), Regelkarte, Test auf gleiche Varianzen, T-Test	
3 Kardiologie: Es gibt keine Leistungserfassung und keine Kostendaten für diagnostische Abteilungen:	Kostenträgerrechnung auf Patientenebene nach ICD und Patienten Kostenstelle Kardiolgie	Jahr 2010, Leistungsdaten aus der EPA *)	INEK-Standard, Gefahr = keine Kostenverrechnung *)	Jahr 2010, Jan-Juli, nach Leistungsdokumentation	alle Patienten Jan-Juli 2010	Boxplot (attributiv), Regelkarte, Test auf gleiche Varianzen, T-Test	
4 Endoskopie: Es gibt keine Leistungserfassung und keine Kostendaten für diagnostische Abteilungen:	Kostenträgerrechnung auf Patientenebene nach ICD und Patienten Kostenstelle Endoskopie	Jahr 2010, Leistungsdaten aus der EPA *)	INEK-Standard, Gefahr = keine Kostenverrechnung *)	Jahr 2010, Jan-Juli, nach Leistungsdokumentation	alle Patienten Jan-Juli 2010	Boxplot (attributiv), Regelkarte, Test auf gleiche Varianzen, T-Test	
5 Ultraschall: Es gibt keine Leistungserfassung und keine Kostendaten für diagnostische Abteilungen:	Kostenträgerrechnung auf Patientenebene nach ICD und Patienten Kostenstelle Ultraschall	Jahr 2010, Leistungsdaten aus der EPA *)	INEK-Standard, Gefahr = keine Kostenverrechnung *)			Boxplot (attributiv), Regelkarte, Test auf gleiche Varianzen, T-Test	
6 Physiotherapie: Es gibt keine Leistungserfassung und keine Kostendaten für therapeutische Abteilungen:	Kostenträgerrechnung auf Patientenebene nach ICD und Patienten Kostenstelle Physiotherapie	Jahr 2010, Schnittstelle zu Leistungen aus dem Programm LabCentre	INEK-Standard, Gefahr = keine Kostenverrechnung *)			Boxplot (attributiv), Regelkarte, Test auf gleiche Varianzen, T-Test	
			Abgleich mit Befundkürzel der EPA				

Abb. 66: Datenerhebungsplan

Die nachfolgenden Erläuterungen setzen statistische Fachkenntnisse voraus. Der statistische Nachweis nachhaltig veränderter Kosten erfolgte in Ausbaustufe 1 für nicht normal verteile Tageskosten anhand des Tests auf gleiche Varianzen sowie des T-Tests, 2 Stichproben.

Die weitere Darstellung erfolgt – mit Verweis auf die Kapitel 6.15) und 6.25) ohne detaillierte Formulierung der H0- und der HA-Hypothese.

Zur Ausbaustufe 1: Zusätzliche Verrechnung der Leistungen aus externen Dokumentationsprogrammen (Labor und Physiotherapie) entsprechend dem Aufwand der Leistung.

P-Werte < 0,05

Es besteht eine signifikant unterschiedliche Streuung der Tageskosten zwischen einfacher Kalkulation und Stufe 1

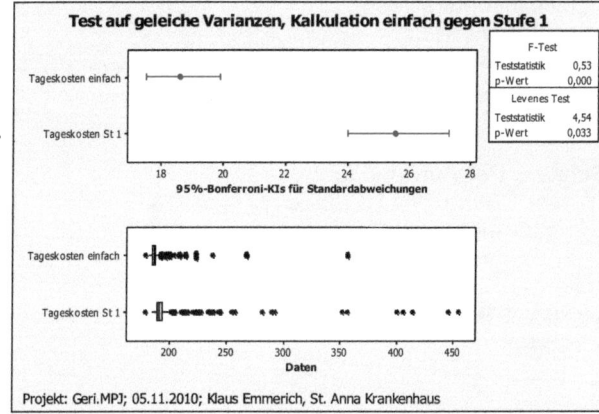

Abb. 67: Test auf gleiche Varianzen mit signifikant unterschiedlicher Streuung

SixSigma zur Optimierung der Kostenträgerrechnung in Krankenhäusern und Rehabilitationseinrichtungen

P-Werte < 0,05

Es besteht ein signifikant unterschiedlicher Mittelwert der Tageskosten zwischen einfacher Kalkulation und Stufe 1.

Schluss: Der Aufwand für Stufe 2 ist im Sinne einer exakten Kalkulation berechtigt.

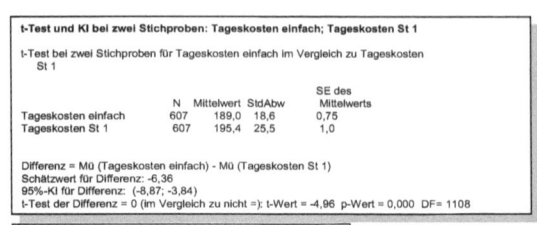
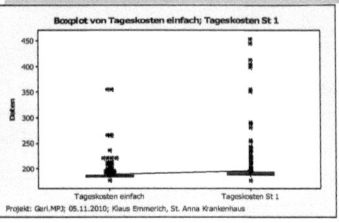

Abb. 68: T-Test zwei Stichproben mit signifikant unterschiedlichen durchschnittlichen Tageskosten

Zur Ausbaustufe 2: Übersetzen der Kürzel aus der elektronischen Patientenakte des Klinikprogramms in Leistungsziffern der Radiologie, Endoskopie, Kardiologie und Ultraschall).

Der statistische Nachweis nachhaltig veränderter Kosten erfolgte in Ausbaustufe 2 für nicht normal verteile Tageskosten anhand des Mann-Whitney-Tests für unterschiedliche Mediane.

Mann-Whitney-Test:

P-Wert < 0,05

Es wird ein signifikanter Unterschied der Mediane (mittlerer Datensatz) von Stufe 1 und 2 der Kostenträgerrechnung Geriatrische Rehabilitation festgestellt.

Ergebnisse für: Arbeitsblatt 2

Mann-Whitney-Test und KI: KSt pro Tag neu; KSt pro Tag alt

	N	Median
KSt pro Tag neu	443	168,00
KSt pro Tag alt	443	166,30

Punktschätzung für ETA1-ETA2 ist 1,73
95,0 Prozent KI für ETA1-ETA2 ist (0,26;3,21)
W = 205458,0
Test von ETA1 = ETA2 im Vergleich zu ETA1 nicht = ETA2 ist **signifikant bei 0,0183**
Der Test ist signifikant bei 0,0183 (korrigiert für Bindungen)

Abb. 69: Mann-Whitney-Test mit signifikant unterschiedlichen Medianen der Tageskosten zwischen Ausbaustufe 1 und 2

Zur Ausbaustufe 3: Import des Barthel-Index als Verrechnungsmöglichkeit für aufwandsbezogene Kosten der Pflege auf Normalstation.
(Diese Ausbaustufe wird nachfolgend vorab erläutert).

Die geriatrische Rehabilitation als Fachrichtung verwendet zur Ermittlung des Pflegeaufwandes nicht die im INEK-Kalkulationshandbuch V. 3.0 vorgeschriebenen ppr-Minuten als Verteilungsindex für die Pflegepersonalkosten, Kostenartenmodul 2.

In den Ausbaustufen 0 bis 2 wurden deshalb als Schlüssel für die Kostenverteilung Pflegetage verwendet, d.h. Jeder Tag bei jedem Patienten wird mit gleichen Pflegepersonalkosten verrechnet. Es erscheint jedoch sinnvoll, anstelle der ppr-Minuten einen rehabilitationsspezifischen Verteilungsindex auszuwählen.

Im Falle des Barthel-Index, der in dieser Studie verwendet wird, gilt dabei die Regel:

- Steigt der Barthel-Index *21), d.h. die „Alltagsfunktionen des Patienten", sinkt der Pflegeaufwand.
- Sinkt der Barthel-Index, d.h. die „Alltagsfunktionen des Patienten", steigt der Pflegeaufwand.

Für die sachgerechte Kostenverteilung müsste demnach der Verteilungsindex festgesetzt werden auf:

Aufwandspunkte = 100 - Barthel-Index

*21) vgl. DocCheck, medizinisches Fachportal mit angeschlossener Community für Angehörige der Heilberufe, DocCheck Medical Services GmbH, Köln 2011 www.doccheck.com: „Der Barthel-Index ist ein Verfahren zur systematischen Erfassung (Assessment) grundlegender Alltagsfunktionen (vgl. ADL-Score) - vor allem in der Geriatrie. Dabei werden vom Arzt oder vom Pflegepersonal 10 unterschiedliche Tätigkeitsbereiche mit Punkten bewertet."

SixSigma zur Optimierung der Kostenträgerrechnung in Krankenhäusern und Rehabilitationseinrichtungen

Mit dieser 3. Ausbaustufe ist dann das Endziel der Prozessorientierten Kostenträgerrechnung Geriatrische Rehabilitation erreicht:

Innere Medizin		Geriatrische Rehabilitation	
Pflege	PPR-Minuten	Pflege	UDI: Programm GeriDoc (100-Barthel-Index)
Labor	GOÄ	Labor	GOÄ
Röntgen	UDI: Kürzel EPA *)	Röntgen	UDI: Kürzel EPA *)
Kardiologie (= Funktionsdiag.)	Leistungskatalog	Kardiologie (= Funktionsdiag.)	
Endoskopie	Leistungskatalog	Endoskopie	UDI: Kürzel EPA *) (gemeinsamer Katalog)
Ultraschall	Leistungskatalog	Ultraschall	
Physiotherapie	entfällt	Physiotherapie	UDI: Programm GeriDoc

*) Kürzel aus elektronischer Patientenakte

Abb. 70: Ausbaustufe 3

Durchgeführt werden sollte der technische tageweise patientenbezogene Import von Aufwandspunkten (100 - Barthel-Index) aus externen Programmen, dargestellt an zwei Patienten:

Fallnummer	Name	L-Datum	Katalog	Katalogschlüssel	Anzahl	Punkte	anfordernde Kostenstelle [BEZ]	erbringende Kostenstelle [BEZ]	Alter	Verweildauer	DRG-HDIA
	Name1	14.04.2010	Barthel	Barthel Abstand 100	1	20	Fachdisziplin Geriatrie	Geriatrie	70	21	63.4
	Name1	15.04.2010	Barthel	Barthel Abstand 100	1	20	Fachdisziplin Geriatrie	Geriatrie	70	21	63.4
	Name1	16.04.2010	Barthel	Barthel Abstand 100	1	20	Fachdisziplin Geriatrie	Geriatrie	70	21	63.4
	Name1	17.04.2010	Barthel	Barthel Abstand 100	1	20	Fachdisziplin Geriatrie	Geriatrie	70	21	63.4
	Name1	18.04.2010	Barthel	Barthel Abstand 100	1	20	Fachdisziplin Geriatrie	Geriatrie	70	21	63.4
	Name1	19.04.2010	Barthel	Barthel Abstand 100	1	20	Fachdisziplin Geriatrie	Geriatrie	70	21	63.4
	Name1	20.04.2010	Barthel	Barthel Abstand 100	1	20	Fachdisziplin Geriatrie	Geriatrie	70	21	63.4
	Name1	21.04.2010	Barthel	Barthel Abstand 100	1	20	Fachdisziplin Geriatrie	Geriatrie	70	21	63.4
	Name1	22.04.2010	Barthel	Barthel Abstand 100	1	20	Fachdisziplin Geriatrie	Geriatrie	70	21	63.4
	Name1	23.04.2010	Barthel	Barthel Abstand 100	1	10	Fachdisziplin Geriatrie	Geriatrie	70	21	63.4
	Name1	24.04.2010	Barthel	Barthel Abstand 100	1	10	Fachdisziplin Geriatrie	Geriatrie	70	21	63.4
	Name1	25.04.2010	Barthel	Barthel Abstand 100	1	10	Fachdisziplin Geriatrie	Geriatrie	70	21	63.4
	Name1	26.04.2010	Barthel	Barthel Abstand 100	1	10	Fachdisziplin Geriatrie	Geriatrie	70	21	63.4
	Name1	27.04.2010	Barthel	Barthel Abstand 100	1	10	Fachdisziplin Geriatrie	Geriatrie	70	21	63.4
	Name1	28.04.2010	Barthel	Barthel Abstand 100	1	10	Fachdisziplin Geriatrie	Geriatrie	70	21	63.4
	Name1	29.04.2010	Barthel	Barthel Abstand 100	1	10	Fachdisziplin Geriatrie	Geriatrie	70	21	63.4
	Name1	30.04.2010	Barthel	Barthel Abstand 100	1	10	Fachdisziplin Geriatrie	Geriatrie	70	21	63.4
	Name1	01.05.2010	Barthel	Barthel Abstand 100	1	10	Fachdisziplin Geriatrie	Geriatrie	70	21	63.4
	Name1	02.05.2010	Barthel	Barthel Abstand 100	1	10	Fachdisziplin Geriatrie	Geriatrie	70	21	63.4
	Name1	03.05.2010	Barthel	Barthel Abstand 100	1	10	Fachdisziplin Geriatrie	Geriatrie	70	21	63.4
	Name2	14.04.2010	Barthel	Barthel Abstand 100	1	50	Fachdisziplin Geriatrie	Geriatrie	78	17	64
	Name2	15.04.2010	Barthel	Barthel Abstand 100	1	50	Fachdisziplin Geriatrie	Geriatrie	78	17	64
	Name2	16.04.2010	Barthel	Barthel Abstand 100	1	50	Fachdisziplin Geriatrie	Geriatrie	78	17	64
	Name2	17.04.2010	Barthel	Barthel Abstand 100	1	50	Fachdisziplin Geriatrie	Geriatrie	78	17	64
	Name2	18.04.2010	Barthel	Barthel Abstand 100	1	50	Fachdisziplin Geriatrie	Geriatrie	78	17	64
	Name2	19.04.2010	Barthel	Barthel Abstand 100	1	50	Fachdisziplin Geriatrie	Geriatrie	78	17	64
	Name2	20.04.2010	Barthel	Barthel Abstand 100	1	5	Fachdisziplin Geriatrie	Geriatrie	78	17	64
	Name2	21.04.2010	Barthel	Barthel Abstand 100	1	5	Fachdisziplin Geriatrie	Geriatrie	78	17	64
	Name2	22.04.2010	Barthel	Barthel Abstand 100	1	5	Fachdisziplin Geriatrie	Geriatrie	78	17	64
	Name2	23.04.2010	Barthel	Barthel Abstand 100	1	5	Fachdisziplin Geriatrie	Geriatrie	78	17	64
	Name2	24.04.2010	Barthel	Barthel Abstand 100	1	5	Fachdisziplin Geriatrie	Geriatrie	78	17	64
	Name2	25.04.2010	Barthel	Barthel Abstand 100	1	5	Fachdisziplin Geriatrie	Geriatrie	78	17	64
	Name2	26.04.2010	Barthel	Barthel Abstand 100	1	5	Fachdisziplin Geriatrie	Geriatrie	78	17	64
	Name2	27.04.2010	Barthel	Barthel Abstand 100	1	5	Fachdisziplin Geriatrie	Geriatrie	78	17	64
	Name2	28.04.2010	Barthel	Barthel Abstand 100	1	5	Fachdisziplin Geriatrie	Geriatrie	78	17	64
	Name2	29.04.2010	Barthel	Barthel Abstand 100	1	5	Fachdisziplin Geriatrie	Geriatrie	78	17	64
	Name2	30.04.2010	Barthel	Barthel Abstand 100	1	5	Fachdisziplin Geriatrie	Geriatrie	78	17	64

Tab. 7: Pflege-Aufwandspunkte (100-Barthel)

SixSigma zur Optimierung der Kostenträgerrechnung in Krankenhäusern und Rehabilitationseinrichtungen

Für einen ausgewählten Datenbestand sind nachfolgend die unterschiedlichen Kosten der Patienten in der Geriatrischen Rehabilitation dargestellt. Es fällt auf, dass die Kostengewichte der 10 Top-Behandlungen nach Hauptdiagnosen eine Kostenverlagerung erfuhren. Da es zwischen der Bewertung nach Pflegetagen und nach dem Aufwand (100 minus Barthel-Index) noch einzelne Kostenbuchungen (Differenz gut 3 Tsd. €) gab, sind hier die Anteiligen Kosten der Hauptdiagnosen am gesamten Patientenaufkommen für die Geriatrische Rehabilitation dargestellt:

Bezeichnung ICD-10 (nach ICD-Schlüssel)	Fallzahl	Kosten	Verweildauer	Anteil der Gesamtkosten
	461	2.239.696	10.489	
[S72.10] Femurfraktur: Trochantär, nicht näher bezeichnet	27	132.089	641	5,90%
[I64] Schlaganfall, nicht als Blutung oder Infarkt bezeichnet	20	99.769	468	4,45%
[S72.01] Schenkelhalsfraktur: Intrakapsulär	18	93.574	454	4,18%
[I50.01] Sekundäre Rechtsherzinsuffizienz	17	73.694	345	3,29%
[I63.9] Hirninfarkt, nicht näher bezeichnet	13	63.577	298	2,84%
[I63.5] Hirninfarkt durch nicht näher bezeichneten Verschluss od	12	69.537	315	3,10%
[S72.00] Schenkelhalsfraktur: Teil nicht näher bezeichnet	11	55.587	260	2,48%
[I50.9] Herzinsuffizienz, nicht näher bezeichnet	9	35.018	157	1,56%
[R29.6] Sturzneigung, anderenorts nicht klassifiziert	9	40.025	199	1,79%

Tab. 8: Top 10 Hauptdiagnosen: Kalkulation nach Hauptdiagnosen, Pflegeaufwand bewertet nach Pflegetagen

Bezeichnung ICD-10 (nach ICD-Schlüssel)	Fallzahl	Kosten	Verweildauer	Anteil der Gesamtkosten
	461	2.242.940	10.489	
[S72.10] Femurfraktur: Trochantär, nicht näher bezeichnet	27	139.208	641	6,21%
[I64] Schlaganfall, nicht als Blutung oder Infarkt bezeichnet	20	108.294	468	4,83%
[S72.01] Schenkelhalsfraktur: Intrakapsulär	18	95.408	454	4,25%
[I50.01] Sekundäre Rechtsherzinsuffizienz	17	67.519	345	3,01%
[I63.9] Hirninfarkt, nicht näher bezeichnet	13	65.281	298	2,91%
[I63.5] Hirninfarkt durch nicht näher bezeichneten Verschluss oder	12	76.783	315	3,42%
[S72.00] Schenkelhalsfraktur: Teil nicht näher bezeichnet	11	57.734	260	2,57%
[I50.9] Herzinsuffizienz, nicht näher bezeichnet	9	33.173	157	1,48%
[R29.6] Sturzneigung, anderenorts nicht klassifiziert	9	39.123	199	1,74%
[S32.89] Fraktur: Sonstige und multiple Teile des Beckens	9	40.924	196	1,82%

Tab. 9: Top 10 Hauptdiagnosen: Kalkulation nach Hauptdiagnosen, Pflegeaufwand bewertet nach Barthel-Index

De veränderten Kosten wurden im Rahmen des SixSigma-Projekts verprobt. Es ließen sich am untersuchten Krankenhaus folgende Aussagen hinsichtlich veränderter Streuung und veränderten Mittelwerts der kalkulierten Patienten-Gesamtkosten treffen:

F-Test: P-Werte < 0,05

Es besteht eine signifikant unterschiedliche Streuung der **Tages**kosten zwischen Pflegeaufwand nach Tagen und Pflegeaufwand nach Barthel-Index

Schluss: Der Aufwand für Stufe 3 ist im Sinne einer exakten Kalkulation berechtigt.

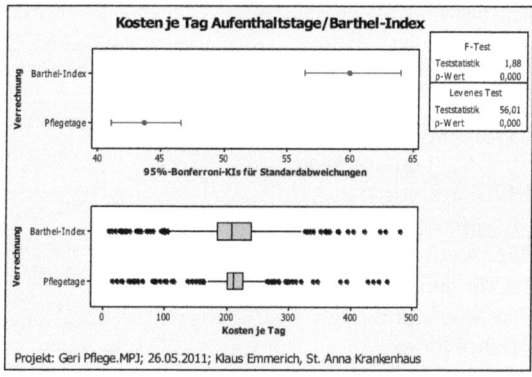

Abb. 71: Test auf gleiche Varianzen mit signifikant unterschiedlicher Streuung der Tageskosten

P-Werte > 0,05

Es besteht **kein** signifikant unterschiedlicher Mittelwert der **Tages**kosten zwischen Pflegeaufwand nach Tagen und Pflegeaufwand nach Barthel-Index

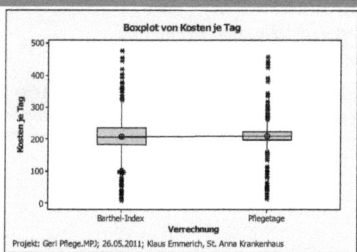

Abb. 72: T-Test zwei Stichproben mit signifikant unterschiedlichen durchschnittlichen Tageskosten

Hinsichtlich der reinen Pflegekosten gelten folgende Aussagen:

P-Werte < 0,05

Es besteht eine signifikant unterschiedliche Streuung der **Pflege**kosten zwischen Pflegeaufwand nach Tagen und Pflegeaufwand nach Barthel-Index

Schluss: Der Aufwand für Stufe 3 ist im Sinne einer exakten Kalkulation berechtigt.

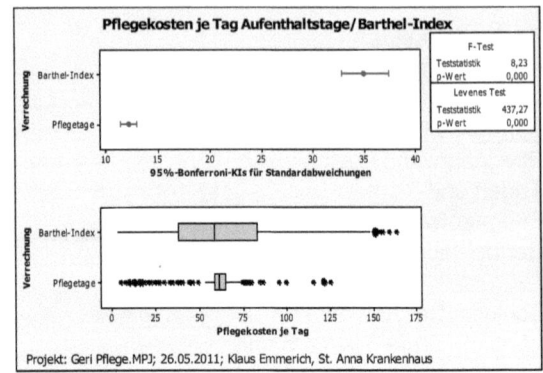

Abb. 73: Test auf gleiche Varianzen mit signifikant unterschiedlicher Streuung der Pflegekosten je Tag

P-Werte > 0,05

Es besteht ein signifikant unterschiedlichen Mittelwert der **Pflege**kosten zwischen Pflegeaufwand nach Tagen und Pflegeaufwand nach Barthel-Index

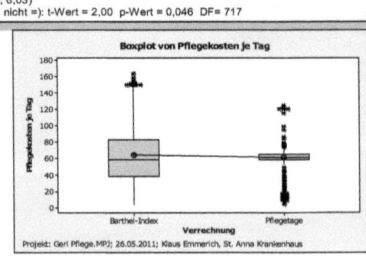

Abb. 74: T-Test zwei Stichproben mit signifikant unterschiedlichen durchschnittlichen Pflegekosten je Tag

Die statistischen Untersuchungen belegten die Berechtigung des Mehraufwandes für eine detailliertere Kostenverteilung:

Der Zusatzaufwand für monatlichen Export und Import von Aufwandsdaten (100 – Barthelndex) für die Bewertung der Pflegeleistungen sowie Leistungsdaten aus der elektronischen Patientenakte (für Diagnoseleistungen) war berechtigt. Die Kosten je Tag und die Pflegekosten je Tag erhielten eine höhere Streuung und damit höhere Differenzierung im Vergleich zur ersten Ausbaustufe.

637) Control

Eine wiederholte statische Überprüfung einer signifikant veränderten Streuung und eines signifikant veränderter Mittelwerts der Patientenkosten hat noch nicht stattgefunden.

638) Ergänzende Erkenntnisse

Zum Abschluss wurde über die Korrelationsanalyse ermittelt welche Inputfaktoren Verweildauer, diagnostische, und therapeutische Leistungen, Casemixindex bzw. Schweregrad einer fiktiv ermittelten DRG) die Behandlungskosten signifikant beeinflussen (Korrelationsanalyse).

Nachhaltige Zusammenhänge waren im untersuchten Krankenhaus nachweisbar für:

- Verweildauer
- Physiotherapeutische Leistungen
- Casemixindex bzw. Schweregrade einer fiktiv ermittelten DRG
- Bathel-Index.

Diagnostische Leistungen wirkten sich dagegen nicht nachhaltig auf die Gesamtkosten des Behandlungsprozesses aus.

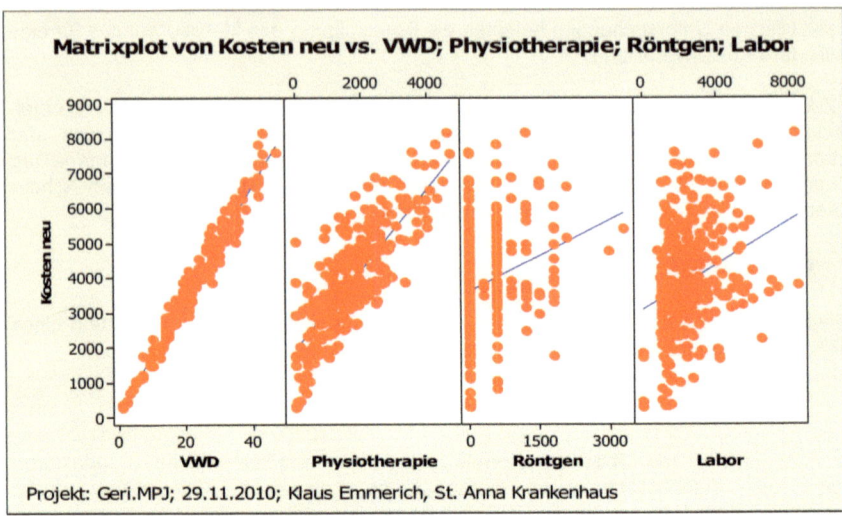

Abb. 75: Deutliche grafische Korrelation zwischen Verweildauer und Gesamtkosten bzw. physiotherapeutischen Leistungen und Gesamtkosten

Der statistische Nachweis von Korrelationen (Zusammenhängen) zwischen diagnostischen bzw. therapeutischen Leistungsziffern bzw. anderen Einflussfaktoren erfolgte über die Korrelationsanalyse:

Interpretation

Korrelationen: sehr hohe Korrelation:	Kosten; VWD = 0,981 Steigt die Ist-Verweildauer steigen auch die Behandlungskosten.
Korrelationen: hohe Korrelation:	Kosten; Physiotherapie = 0,797 Steigen die Leistungen der Physiotherapie steigen auch die Behandlungskosten.
Korrelationen: mittlere Korrelation:	Kosten; 100-Barthel-Index = 0,589 Steigen die Aufwendungen lt. Barthel je Tag steigen auch die Gesamtkosten je Tag.
Korrelationen: geringe Korrelation:	Kosten; Röntgen, Labor, sonstige Diagnosen Es existieren nur geringe Abhängigkeiten zwischen den Behandlungskosten und den diagnostischen Leistungen (Röntgen, Labor, sonstige Diagnosen).

Von besonderem Interesse war die Korrelationsanalyse zwischen dem Casemixindex einer fiktiven DRG für Geriatrische Rehabilitation, den das System eisTIK.NET® im Rahmen seiner Gruppierung ermittelt.

Korrelationen: Kosten neu gesamt; CMI
Korrelation nach Pearson für Kosten neu und CMI = 0,887

Interpretation

Es besteht eine hohe Korrelation zwischen dem Schweregrad der Erkrankung (ermittelt über den CMI einer fiktiv ermittelten DRG) und den Behandlungskosten des Patienten über die gesamte Laufzeit.

Als letzte Nebenuntersuchung war für die St. Johannes Klinik als gemischte akutstationäre Einrichtung und als Rehabilitationseinrichtung von Interesse, inwieweit die korrespondierende Entlastung der Kosten in diagnostischen Abteilungen in der Inneren Medizin (vgl. Kap 634) dort zu signifikant veränderten Streuungen und Mittelwerten der kalkulierten Patientenkosten führten.

Da die Kosten der Inneren Medizin nicht normalverteilt waren (Kap. 624), kamen für den Vergleich der Kosten bei paralleler Verrechnung in der Geriatrischen Rehabilitation entsprechend Stufe 0 und Stufe 2 der Test auf zwei gleiche Varianzen und der T-Test in Frage.

Thesen zu veränderten Kosten der Inneren Medizin:

Ho-Hypothese: Die Ermittlung der Tageskosten hat sich durch die detailliertere Kostenverrechnung der geriatrischen Rehabilitation in der Inneren Medizin nicht signifikant verändert.

Ha-Hypothese: Die Ermittlung der Tageskosten hat sich durch die detailliertere Kostenverrechnung der geriatrischen Rehabilitation in der Inneren Medizin signifikant verändert.

Statistische Prüfung:
- keine Normalverteilung
- Streuung Tageskosten: Test auf 2 gleiche Varianzen, Tageskosten Kalkulation einfach und Stufe 1
- Mittelwert Tageskosten: T-Test mit 2 Stichproben
- Median, d.h. mittlerer Wert des Datenbereiches: Mann-Whitney-Test

Die verblüffende Feststellung: In allen Fällen konnte keine signifikante Veränderung der Kosten der Inneren Medizin festgestellt werden. Der Grund mag in der geringer Entlastung der diagnostischen Kosten in der Inneren Medizin liegen (vgl. Kap. 634).

SixSigma zur Optimierung der Kostenträgerrechnung in Krankenhäusern und Rehabilitationseinrichtungen

7) Fazit

Als Resultate der SixSigma-Untersuchung kann festgestellt werden:

A) Methode SixSigma

1) Die industriell-statistische SixSigma-Methode eignet sich auch zur Optimierung von Kostenträgerrechnung bzw. Patientenkalkulationen in Krankenhäusern und Rehabilitationseinrichtung.
2) SixSigma ist geeignet, Störgrößen in Kostenträgerrechnungen bzw. Patientenkalkulationen zu erkennen und die Daten zu validieren.
3) SixSigma ist geeignet, die durch detailliertere Dokumentation nachhaltige Veränderung der Streuung und des Mittelwerts kalkulierter Patientenkosten und Patientengewinne/-verluste nachzuweisen.

B) Kostenträgerrechnung/Patientenkalkulation

1) SixSigma belegt, dass die detailliertere Dokumentation der Inputfaktoren zu nachhaltig veränderten Kalkulationen führt (Streuung, Mittelwert von Kosten und Gewinnen/Verlusten).
2) SixSigma belegt zumindest bei den beiden untersuchten Krankenhäusern, dass es eine Korrelation der Verweildauer und der Kosten je DRG (Behandlung) in folgender Weise gibt:

kalkulierte Istkosten /   Ist-Verweildauer /
INEK-Sollkosten   <=>   Verweildauer der DRG lt.
                                 Fallpauschalenkatalog.

Dieses Ergebnis war – angesichts der detaillierten Einflussgrößen eine INEK Kostenträgerrechnung nicht zwingend zu erwarten (vgl Kap. 1 Tab 1).

3) Es gibt eine hohe Korrelation der nach Tagessätzen abzurechnenden Geriatrischen Rehabilitation mit dem CMI der fiktiv auf Basis von Haupt- und Nebendiagnosen ermittelten DRG. Auch dies ist – angesichts der unterschiedlichen Zielsetzung der Behandlung (Rehabilitation statt Akutbehandlung, deutlich geringere Verweildauerschwankung als im Akutbereich) nicht zwingend zu erwarten.
4) Die in den Ausbaustufen der Kostenträgerrechnung Geriatrische Rehabilitation signifikant veränderten kalkulierten Kosten führten in den Inneren Medizin zu keinen signifikanten Veränderungen.

Es bleibt zu erwähnen, dass obige Erkenntnisse für die untersuchten Krankenhäuser (Kap. 5) gelten. Ob sie allgemein auf bundesdeutsche Krankenhäuser übertragbar sind, bleibt offen.

8) Anhang

81) Literaturverzeichnis

*1), *2), *4), *7) Klaus Emmerich, Finanzmanagement im Krankenhaus – Innovative Ansätze, Verlag medhochzwei, Heidelberg 2011, S. 69 ff., , www.medhochzwei-verlag.de, Klaus Emmerich, Prozessorientierte Kostenträgerrechnung in der praktischen Umsetzung, Krankenhaus IT Journal, Ausgabe 4 / 2010, Antares Computer Verlag GmbH, Dietzenbach 2010, www.medizin-edv.de,

*3), *5) vgl. Almut Melzer, Wirtschaft in Ostwürttemberg, Ausgabe 10 / 2010, Heidenheim 2010, Herausgeber: Industrie- und Handelskammer Ostwürttemberg, Klaus Emmerich, Christian Roppelt, Almut Melzer, SixSigma und prozessorientierte Kostenträgerrechnung. In: Krankenhaus IT Journal, Ausgabe 6 / 2010, Hrsg.: Antares Computer Verlag GmbH, Dietzenbach 2010, S. 16-17

*6) Klaus Emmerich, Finanzmanagement im Krankenhaus – Innovative Ansätze, Verlag medhochzwei, Heidelberg 2011, S. 47 ff., Klaus Emmerich, Prozessorientierte Kostenträgerrechnung in der praktischen Umsetzung, Krankenhaus IT Journal, Ausgabe 4 / 2010, Antares Computer Verlag GmbH, Dietzenbach 2010, www.medizin-edv.de

*8), *11) Anlage zur Vereinbarung über die Übermittlung von Daten nach § 21 Abs. 4 und Abs. 5 KHEntgG: Daten nach § 21 KHEntgG – Version 2011 für das Datenjahr 2010, veröffentlicht durch das INEK-Institut, S. 4, 25, www.g-drg.de

*9), *10) vgl. KALKULATION VON FALLKOSTEN, Handbuch zur Anwendung in Krankenhäusern. Version 3.0, Deutsche Krankenhaus Verlagsgesellschaft mbH, Düsseldorf 2007, Hrsg: Deutsche Krankenhausgesellschaft (DKG), Spitzenverbände der Krankenkassen (GKV), Verband der privaten Krankenversicherung (PKV), S. 239

*17) vgl. Weißbuch Geriatrie, eine Analyse durch die GEBERA Gesellschaft für betriebswirtschaftliche Beratung mbH, Herausgeber: Bundesverband Geriatrie e.V., S.100 ff., Stuttgart 2010, W. Kohlhammer Verlag GmbH

*18) vgl. KALKULATION VON FALLKOSTEN, Handbuch zur Anwendung in Krankenhäusern. Version 3.0, Deutsche Krankenhaus Verlagsgesellschaft mbH, Düsseldorf 2007, Herausgeber: Deutsche Krankenhausgesellschaft (DKG), Spitzenverbände der Krankenkassen (GKV), Verband der privaten Krankenversicherung (PKV)

*21) vgl. DocCheck, medizinisches Fachportal mit angeschlossener Community für Angehörige der Heilberufe, DocCheck Medical Services GmbH, Köln 2011

32) Mitwirkung

*3), *5), *6) Six Sigma TC GmbH, Almut Melzer, Peter Dannenberg, 2010, Riesbürg, www.6sigma-tc.de/: Überlassung der Abbildungen 1 bis 3 und textliche Unterstützung zu Kapitel 2

*13), *14), *15), *16), *19), *20) KMS Vertrieb und Services AG, 2010, Unterhaching, www.kms.ag, Neugestaltung der Abbildungen 5 bis 9 im Softwareprodukt eisTIK.NET®
Rel. 3.5 in Abstimmung mit dem Kommunalunternehmen „Krankenhäuser des Landkreises Amberg-Sulzbach"

Danksagung

Mein großer Dank gilt Peter Dannenberg und Almut Melzer von der Six Sigma TC GmbH für ihr hervorragendes Training zum Erwerb des Six Sigma Green Belt Zertifikat" des European Six Sigma Club Deutschland e.V. in Verbindung mit dem ersten dargestellten Projekt. Gleichzeitig danke ich beiden Trainern für das Korrekturlesen dieses Werkes und das Vorwort. Peter Dannenberg und Almut Melzer waren mir stets eine große Stütze und haben zum Gelingen des großen Experiments beigetragen, die SixSigma-Methode im Klinikbereich unter spezifischen Rahmenbedingungen zu erproben. Dies, so meine ich ist erfolgreich gelungen.

83) Abkürzungsverzeichnis

Abb.	Abbildung
Abs.	Absatz
u.a.	und andere(s)
CMI	Casemix-Index
ccl	Clinical Complexity Level (Schweregradstufen für Nebendiagnosen)
DRG	Diagnosis Related Groups
dv	Datenverarbeitung
Hrsg	Herausgeber
INEK	Institut für das Entgeltsystem im Krankenhaus
KHEntgG	Krankenhausentgeltgesetz
KHG	Krankenhausgesetz
OPS	Operationen- und Prozedurenschlüssel
Tsd.	Tausend

84) SixSigma-Adressen im Internet

Six Sigma TC GmbH - Training & Consulting - http://www.6sigma-tc.de/
European Six Sigma Club Deutschland e.V   http://www.sixsigmaclub.de/
Wikipedia: Beschreibung SixSigma   http://de.wikipedia.org/wiki/Six-Sigma

85) Untersuchte Krankenhäuser

St. Anna Krankenhaus Sulzbach-Rosenberg
4 medizinische Fachbereiche, 165 Betten

St. Johannes Klinik Auerbach
Innere Medizin, 45 Betten
Geriatrische Rehabilitation, 35 Betten

SixSigma zur Optimierung der Kostenträgerrechnung in Krankenhäusern und Rehabilitationseinrichtungen

Autor:
Klaus Emmerich, Dipl. Kfm.
Leiter Rechnungswesen, Abrechnung, Controlling
Kommunalunternehmen "Krankenhäuser des Landkreises Amberg-Sulzbach"
St. Anna Krankenhaus Sulzbach-Rosenberg
www.ktr-kh.npage.de
www.ktr-test.npage.de

Die Erfolge des Kommunalunternehmens "Krankenhäuser des Landkreises Amberg-Sulzbach" bleiben nicht ohne Wirkung. Almut Melzer, Geschäftsführerin der Six Sigma TC GmbH überreichte dem Leiter des Rechnungswesens und Controllings Klaus Emmerich in Anwesenheit des Vorstandes Christian Roppelt das „Six Sigma Green Belt Zertifikat" des European Six Sigma Club Deutschland e.V., das die Teilnahme an einer umfassenden Ausbildung und den erfolgreichen Abschluss eines SixSigma-Projektes bestätigt. Als Fazit dieses Experiments kann der zielführende Einsatz der SixSigma-Methoden im Gesundheitsbereich bestätigt werden.
Sulzbach-Rosenberger Nachrichten, Juli 2010)